Arbeitsbuch
Komplexe PTBS

Von Arielle Schwartz sind folgende weitere Titel im G. P. Probst Verlag erschienen:

Die Praxis der Behandlung komplexer PTBS. Interventionen zur Förderung von Körpergewahrsein, Belastungstoleranz und Selbstmitgefühl

Vom Trauma genesen – ein Übungsbuch. Praktische Anleitungen für die Arbeit an Traumata, die Stärkung der Resilienz und die Verwirklichung des Potentials

EMDR-Therapie und Somatische Psychologie. Interventionen zur Verstärkung der Verkörperung bei der Traumabehandlung (gemeinsam mit Barb Maiberger)

Therapeutisches Yoga und Polyvagal-Theorie. Mit Yoga vom Trauma genesen

Traumabehandlung mit Yoga. Die Nutzung der Polyvagal-Theorie in einer somatisch orientierten Therapie

Arielle Schwartz

Arbeitsbuch Komplexe PTBS

Ein Geist-Körper-Ansatz zur Wiedererlangung der Emotions-kontrolle und der Ganzheit

Mit einem Vorwort von Jim Knipe

Aus dem amerikanischen Englisch von Theo Kierdorf & Hildegard Höhr

G.P. PROBST VERLAG
Lichtenau/Westfalen

VERLAGSKONTAKT:
G. P. Probst Verlag GmbH
In den Rauten 3
D–33165 Lichtenau
Tel.: +49(0)5295 99 57 81
eMail: verlag@gp-probst.de

Für die Inhalte der im Buch angegebenen externen Webseiten übernehmen wir trotz sorgfältiger inhaltlicher Prüfung keinerlei Haftung. Für die Inhalte dieser Seiten sind ausschließlich deren Betreiber verantwortlich.

Weder der Verlag noch die Autorin dieses Buches beabsichtigt, die Leser fachlich zu beraten. Die Ideen, Verfahrensweisen und Empfehlungen, die darin beschrieben werden, ersparen keine Beratung durch einen kompetenten Facharzt. Alle die Gesundheit betreffenden Fragen sollten grundsätzlich mit einem Arzt besprochen werden. Autorin und Verlag übernehmen keine Verantwortung für Verluste oder Schädigungen, die angeblich durch Informationen oder Empfehlungen aus diesem Buch entstanden sind.

3. Auflage 2025

Erschienen bei Althea Press, Berkeley, California/USA
Titel der amerikanischen Originalausgabe: *THE COMPLEX PTSD WORKBOOK. A Mind-Body Approach to Regaining Emotional Control & Becoming Whole*

Übersetzung aus dem amerikanischen Englisch: Theo Kierdorf & Hildegard Höhr, Köln
Umschlaggestaltung: Mareile Gropengießer (Paderborn)
Coverfoto: © Victoria Harrison – Fotolia.com
Satz: SpaceType, Köln

ISBN 978–3–944476–24–7

Bibliographische Information der Deutschen Nationalbibliothek
Die Deutsche Nationalbibliothek verzeichnet diese Publikation in der Deutschen Nationalbibliografie; detaillierte bibliografische Daten sind im Internet über *http://dnb.d-nb.de* abrufbar.

Inhalt

Ich widme dieses Buch
meinen Kindern Eliana und Ian.
Ich danke Euch für das Geschenk,
Eure Mutter sein zu können.
Euch habe ich die wichtigste Lektion
meines Lebens zu verdanken:
Ihr habt mich gelehrt, was es
bedeutet zu lieben.

Vorwort

Ein Durchbruch in einer Psychotherapie kann in Form einer plötzlichen Einsicht oder der Auflösung einer belastenden Erinnerung eintreten; er kann aber auch schon in einer der ersten Therapiesitzungen und sogar vor der ersten Sitzung stattfinden, wenn der Klient beispielsweise den Mut aufbringt, telefonisch ein Erstgespräch mit einem Therapeuten zu vereinbaren. Dieses Buch wendet sich an Menschen, die sich dazu aufgerafft haben, ihre seit langem bestehenden Probleme anzugehen, und die sich deshalb mit Fragen wie den folgenden herumschlagen: »Ich weiß zwar grundsätzlich, was Psychotherapie ist, aber nicht, worum es dabei in meinem Fall gehen und ob sie mir wirklich helfen würde.« – »Es gibt so viele Arten von Therapie, daß ich mich frage, welche davon wohl für mich persönlich die beste wäre.« – »Wie würde angesichts meiner Probleme eine Therapiesitzung aussehen?« Das vorliegende Buch enthält prägnante, plausible und einleuchtende Antworten auf solche Fragen.

In allen Kapiteln wird versucht, die Probleme von schwer traumatisierten Menschen in ihrer *Normalität* darzustellen – von Menschen, deren Zustand als komplexe Posttraumatische Belastungsstörung (C-PTBS) oder als entwicklungsbezogene Traumafolgestörung bezeichnet wird. Dr. Schwartz erklärt, daß eine komplexe PTBS eine normale Reaktion auf nicht normale Zustände in der Lebensgeschichte eines Menschen und eine Adaptation an sie ist. Diese Sichtweise ist schon an und für sich sehr nützlich, insbesondere für Klienten, die seit langem mit emotionalen Problemen ringen und deshalb ein sehr schwaches Selbstwertgefühl haben. Ihre umfassenden und von Mitgefühl geprägten Beschreibungen der vielen Manifestationen einer komplexen PTBS sind wahrscheinlich allen Klienten nützlich, die irrigerweise fürchten, ihr Zustand sei so ungewöhnlich oder merkwürdig, daß niemand ihnen helfen könne.

In jedem Kapitel des vorliegenden Buches wird der Leser eingeladen, sich zum jeweiligen Thema Gedanken und Erfahrungen aus seinem eigenen Leben zu notieren. Dadurch gewinnt das Buch einen stärkeren Bezug zum Leben, und die Arbeit damit wird zu einem interaktiven Erlebnis.

Die einzelnen Kapitel befassen sich mit Themen, die für die Behandlung einer komplexen PTBS wichtig sind: mit der Bedeutung von Bindungsmustern (die manchmal einen verborgenen Einfluß auf die emotionalen Probleme von Erwachsenen haben); mit einem Überblick über verschiedene Behandlungsmodelle, wobei jedes so anschaulich vorgestellt wird, daß Leser einschätzen können, welcher Ansatz für sie am besten geeignet ist; und schließlich wird erläutert, welche Hindernisse den Behandlungserfolg beeinträchtigen könnten – was die Möglichkeit erschließt, solche Hindernisse im Voraus zu erkennen und den Behandlungsplan darauf abzustimmen. Werden diese Informationen berücksichtigt, sind Therapeut und Klient besser in der Lage, einen optimalen Plan für die Therapie zu entwickeln, in einem Vertrag die konkreten Therapieziele aufzuführen und den vermutlich besten Weg zu diesen Zielen zu beschreiben. Das vorliegende Buch ist für alle, die unter einer komplexen PTBS leiden, von großem Wert. Es ermöglicht ihnen, als informierte Partner aktiv am Therapieprozeß teilzunehmen.

Jim Knipe

Einleitung

Sich mit Traumata, die man in der Kindheit erlitten hat, zu konfrontieren, erfordert ungeheuren Mut. Wie die Suche nach einer unbekannten Schmerzquelle bei Dunkelheit kann ein solcher Heilungsprozeß beängstigend oder sogar furchterregend wirken. Dieses Buch hilft Ihnen, Licht ins Dunkel zu bringen und sich eine neue Welt persönlicher Freiheit zu erschließen.

Kindheitstraumata können das Erleben extremer Gewalt und Vernachlässigung ebenso beinhalten wie die Konfrontation mit Gefühlen wie denen, keiner sozialen Gruppe anzugehören, unerwünscht zu sein oder ständig mißverstanden zu werden. Vielleicht sind Sie in einer Umgebung aufgewachsen, in der Ihre Neugier und Begeisterung als wertlos abgetan wurde. Vielleicht litten Ihre Eltern selbst unter unaufgelösten Traumata, die es ihnen erschwerten, sich um die emotionalen Bedürfnisse ihrer Kinder zu kümmern. Vielleicht haben Sie als Kind sexuelle Übergriffe oder körperliche Gewalt erlebt. In allen genannten Fällen haben Sie gelernt, mit den Problemen fertig zu werden, indem Sie zu Ihrem Schutz Abwehrmechanismen entwickelt haben. Dabei ist zu bedenken, daß wir die Verlusterlebnisse und den Schmerz eines bestimmten Menschen nicht mit denjenigen eines anderen vergleichen können, weil das Erleben jedes Einzelnen sich vom Erleben jedes anderen Menschen unterscheidet und weil jedes individuelle Trauma andere Verletzungen erzeugt.

Unaufgelöste Kindheitstraumata wirken sich stark auf die mentale und emotionale Gesundheit aus. Betroffene wechseln oft zwischen dem Gefühl, von den eigenen Emotionen – etwa Furcht, Wut oder Verzweiflung – abgeschnitten zu sein, und dem Gefühl, davon überflutet zu werden, hin und her. Manchmal leiden Sie auch unter Angst oder Depression oder suchen ihr Heil in der Dissoziation, um den Alltag durchzustehen. Auch ihre Beziehungen können unter traumatischen Erlebnissen leiden, und ihre körperliche Gesundheit kann durch Krankheiten und chronische Schmerzen beeinträchtigt werden. Falls Sie einige der genannten Symptome bei sich wiedererkennen, ist dies das richtige Buch für Sie.

Um Kindheitstraumata heilen zu können, muß man einen Balanceakt bewältigen: Einerseits muß man sich um die in der Vergangenheit entstandenen Wunden kümmern, und andererseits muß man in der Gegenwart leben. Auch nur den Anforderungen eines normalen Alltagslebens zu genügen erscheint uns als Betroffenen manchmal unmöglich. Lebensmittel einzukaufen, mit beruflichem Streß fertig zu werden, Kinder aufzuziehen oder mit unserem Partner umzugehen überfordert uns zuweilen, wenn wir von Ängsten überflutet werden oder uns aus Scham verschließen. In solchen Situationen ist es wichtig, achtsam und geerdet zu bleiben, denn das ermöglicht, sich dem Schmerz zuzuwenden, ohne noch mehr Leid zu erzeugen.

> *Geerdet in der Gegenwart eines anderen – in diesem Fall eines mitfühlenden Therapeuten – können Sie die Erlebnisse der Verwirrung, des Unbehagens, der Wut, Trauer, Scham und des Schmerzes annehmen.*

Als Therapeutin helfe ich seit vielen Jahren Menschen, die Kindheitstraumata erlebt haben, den Weg zur Ganzheit zu finden. Ich kenne das Gebiet, das der Pfad zur Heilung durchkreuzt, und ich bin diesen Weg selbst gegangen. Das vorliegende Buch weist den Weg durch dieses Gebiet und fungiert gleichzeitig als sachkundiger und mitfühlender Begleiter.

Sie werden hier über komplexe PTBS alles erfahren, was wichtig ist, und Sie werden wertvolle Informationen über die Arten von Symptomen erhalten, die mit unaufgelösten Kindheitstraumata einhergehen. Mein Ziel ist, Ihnen ein Verständnis der Psychologie des Traumas zu vermitteln, das Ihnen ermöglicht, eine für Sie persönlich geeignete Therapie zu wählen. Sie werden angeleitet, alte destruktive Verhaltensweisen durch neue positive Strategien zu ersetzen. Achtsamkeitsbasierte Übungen werden Ihnen helfen, sowohl sich selbst zu akzeptieren als auch ein Gefühl eigener Sicherheit zu entwickeln, was Sie darauf vorbereitet, Ihre traumatische Vergangenheit zu erforschen. Ganz generell beschreibt das Buch eine stärkenbasierte Sicht, die auf die Integration positiver Überzeugungen und Verhaltensweisen zielt. Indem Sie sich auf Selbstfürsorge konzentrieren – was Yoga-Übungen, Tagebuchschreiben und andere wertvolle Praktiken einschließt – können Sie einen Zustand lebenslangen Wohlbefindens fördern.

Das Buch soll keine Therapie ersetzen. Eine entwicklungsbezogene Traumafolgestörung kann nur durch die heilende Wirkung einer *Beziehung* aufgelöst werden. Von einem mitfühlenden Therapeuten gehalten, können Sie Verwirrung, Unbehagen, Wut, Trauer, Scham und Schmerz erleben, ohne retraumatisiert zu werden. Ein mitfühlender Therapeut stellt für die Gefühle und Erinnerungen, mit denen Sie möglicherweise allein nicht fertig werden könnten, eine Art Behälter zur Verfügung. Und im Kontakt mit ihm können Sie Vertrauen entwickeln, das Geschehen aus einer gewissen Distanz betrachten und die für Sie persönlich am besten geeigneten Werkzeuge der Heilung finden. Außerdem wird das, was Sie in diesem Buch lesen, Ihnen helfen, sich die heilende Kraft in Ihrem Inneren zu erschließen. In Verbindung mit einer Psychotherapie kann es Ihnen helfen, Ihre Situation besser zu verstehen und die Behandlungszeit zu verkürzen – und somit die Kosten zu verringern.

Verstehen Sie Ihre Reise zur Heilung als einen zutiefst lohnenden, lebenslangen Prozeß der Selbstentdeckung, den zu erleben Sie verdienen. Zweifellos werden Sie Schmerz und Leid erleben. Doch sich selbst anzuerkennen, ist auch der Schlüssel zur Selbstbefähigung und damit zur persönlichen Freiheit. Das vor Ihnen liegende Buch beschreibt einen stärkenbasierten, nicht stigmatisierenden Weg zur Heilung. Sie sind weder defekt noch reparaturbedürftig. Sie sind zutiefst verletzt und benötigen Pflege. Wenn Sie ausreichend unterstützt werden, können Sie Ihren defensiven Selbstschutz auflösen und Ihren inneren Wert, Ihre Weisheit und Ihre Kreativität – Ihre wesenseigene Größe – zur Geltung bringen. Ich lade Sie ein, Ihre Resilienz zu entdecken und sich von ihr überraschen zu lassen. Ihre Lebensgeschichte hat Ihnen eine einzigartige Sicht dessen, was es bedeutet, lebendig zu sein, erschlossen. Nur Sie können entscheiden, was mit Ihrem Leben jetzt geschehen soll, und Sie sind in jedem Fall auf dem richtigen Weg. Sie sind hier.

KAPITEL 1

Traumata verstehen

Wenn Sie als Kind mißhandelt, mißbraucht oder vernachlässigt worden sind, ist Ihre Orientierung in der Welt primär von Gefahr, Furcht und Überleben geprägt. Ein Kind, das bei Eltern aufgewachsen ist, denen es nicht vertrauen konnte, kann nur generell mißtrauisch werden, und natürlich kann es auch nicht erkennen, was eine liebevolle Beziehung ausmacht. Furcht und mangelndes Sicherheitsgefühl können Menschen dazu bringen, in ihrer Umgebung ständig nach potentiellen Gefahren zu suchen. Vielleicht haben Sie sich zur Überlebenssicherung auf bestimmte Bewältigungsstrategien verlassen, etwa Dissoziation, welche die Verbindung eines Menschen zu bedrohlichen Erlebnissen unterbricht. Wenn Ihnen diese Dinge etwas sagen, haben Sie vielleicht auch mit Selbstkritik, emotionalem Leiden und Beziehungsproblemen Bekanntschaft gemacht. Falls das auf Sie zutrifft, ist es nicht Ihre Schuld und nicht einem Versagen Ihrerseits zuzuschreiben, sondern Sie leiden unter einer Form der *Posttraumatischen Belastungsstörung* (PTBS).

Traumatische Erlebnisse sind beängstigend und wirken auf die Betroffenen überwältigend. PTBS wird oft durch Autounfälle, Naturkatastrophen und das Erleben von Gewalttaten hervorgerufen. Nach solchen Erlebnissen werden Menschen von starken Emotionen wie Furcht oder Traurigkeit geplagt, und sie gewöhnen sich an, Situationen zu meiden, die sie an das Trauma erinnern. Treten nach einem solchen Ereignis die genannten Symptome auf, wird dieser Zustand *Posttraumatische Belastungsstörung* oder kurz PTBS genannt. Es gibt aber auch noch eine sogenannte *komplexe PTBS* (C-PTBS), die erst durch langfristiges Einwirken einer traumatischen Belastung entsteht, also nicht schon in Reaktion auf ein einmaliges traumatisches Ereignis.

Eine C-PTBS bildet sich gewöhnlich durch eine anhaltende traumatische Belastung oder durch wiederholte traumatische Erlebnisse in der Kindheit heraus und wird manchmal auch *entwicklungsbezogene Traumafolgestörung* genannt.

In einem Zustand permanenter Angst aufzuwachsen hat Auswirkungen auf die kognitive, emotionale und körperliche Entwicklung, die bis ins Erwachsenenalter eine Rolle spielen können – so lange, bis die Betroffenen die Unterstützung erhalten, die sie brauchen, damit ihre Beeinträchtigungen heilen können. Eine C-PTBS ist keine Charakterschwäche, sondern eine erworbene Belastungsstörung. Man kann die Folgen eines solchen Kindheitstraumas überwinden. Wenn Sie sich das erforderliche Wissen angeeignet und entsprechendes Gewahrsein entwickelt haben, können Sie Ihre Fähigkeit, sich selbst zu akzeptieren, verbessern und die oft mit Entwicklungsbeeinträchtigungen infolge eines Kindheitstraumas verbundenen schwierigen Emotionen verringern. In diesem Kapitel wird Ihnen geholfen, die komplexe PTBS besser zu verstehen und Möglichkeiten zu entdecken, die Auswirkungen dieser Störung zu lindern, um die Heilung zu fördern. Das vorliegende Buch zielt auf ein mitfühlendes Verständnis Ihrer Symptome ab und erläutert, wie Sie von entwicklungsbeeinträchtigenden Kindheitstraumata genesen können.

> » *Dies sollte Sie hoffnungsvoll stimmen: Eine C-PTBS ist das Resultat erlernter ineffektiver Überzeugungen und Verhaltensweisen, die sich durch eine positive Geisteshaltung und gesundheitsfördernde Verhaltensweisen ersetzen lassen.*

Die Kunst der Selbstfürsorge erlernen

Als ich Diane kennenlernte, konnte sie ihr Leiden kaum noch ertragen. Sie empfand lähmende Angst, verbunden mit Gefühlen der Hoffnungslosigkeit und Verzweiflung. Sie war verheiratet, doch ihre Beziehung zu ihrem Mann war aufgrund ihrer Symptome stark beeinträchtigt. Im Laufe des letzten Jahres hatte sie stark zugenommen, eine Tendenz zur Migräne entwickelt, und außerdem litt sie unter Schlafstörungen.

Diane verstand es sehr geschickt, jede Auseinandersetzung mit ihrer traumatischen Vergangenheit zu vermeiden. Um ihr Überleben zu sichern, hatte sie gelernt, ihre schmerzhaften Gefühle und Erinnerungen zu verbergen und möglichst nie über ihre Kindheit zu reden, weil ihr das zu weh getan hätte. Sie hielt ihre gesamte Vergangenheit strikt unter Verschluß, aber aufgrund ihrer Migräneanfälle und ihrer Schlaflosigkeit glaubte sie neuerdings, so nicht mehr lange weitermachen zu können. Diane hatte das Gefühl, die Kontrolle über ihre Emotionen verloren zu haben.

Wie ich herausfand, hatte Diane in ihrer Kindheit unter häuslicher Gewalt gelitten. Ihr Vater war Alkoholiker, und ihre Mutter hatte sich nie sonderlich für sie interessiert, sondern ihr nur ständig vorgehalten, was sie falsch mache. Weinend erklärte sie: »Meine Eltern hätten nie Kinder bekommen dürfen. Ich wäre besser nie geboren worden.«

Sollte Ihnen Dianes Geschichte irgendwie bekannt vorkommen, dann lassen Sie sich durch die Information trösten, daß C-PTBS das Resultat *erlernter* inadäquater Überzeugungen und Verhaltensweisen ist, die sich durch eine positive Geisteshaltung und gesundheitsförderndes Verhalten ersetzen lassen. Mit Hilfe der in diesem Buch beschriebenen Werkzeuge gelang es der Patientin, Ressourcen wie Achtsamkeit und Entspannungstechniken in ihrem Leben zu nutzen und so zu erreichen, daß sie sich geerdeter und sicherer fühlte. Sie erforschte ihre Lebensgeschichte und entwickelte mehr Toleranz bezüglich der Konfrontation mit schmerzhaften Emotionen. Durch die schriftliche Auseinandersetzung mit ihrer Vergangenheit gelang es ihr, das Gefühl zu entwickeln, eine gewisse Kontrolle über ihr Leben in der Gegenwart zu haben. Aufgrund ihres beharrlichen Bemühens um Selbstfürsorge entwickelte sie die Fähigkeit, sich selbst zu akzeptieren, und ihr Selbstmitgefühl zu stärken.

Nachdem Diane einige Wochen lang die Übungen ausgeführt hatte, die auch Sie mit Hilfe dieses Buches erlernen können, hatte sie eine Art Erleuchtung: *»Meine Eltern haben mich vernachlässigt, und jetzt vernachlässige ich mich selbst, indem ich mich als Erwachsene zu wenig um das Wohl meines Körpers kümmere. Meine Eltern konnten mich nicht so lieben, wie ich es gebraucht hätte, aber ich kann lernen, mich selbst zu lieben!«*

REFLEXION

Welche Parallelen zwischen Ihrem eigenen Leben und Dianes Geschichte sehen Sie? Nehmen Sie sich ein wenig Zeit, und notieren Sie alle Assoziationen, die Ihnen dazu einfallen.

VERÄNDERUNG WILLKOMMENHEISSEN

Sicherheit und Stabilität zu suchen entspricht der menschlichen Natur. Sie mögen sagen: »So bin ich nun einmal, und so werde ich immer sein.« Vertraute, ständig wiederholte Verfahrensweisen vereinfachen das Leben und verringern den Aufwand an Energie. Sie helfen, besser mit Streß fertig zu werden, weil Bekanntes Behagen hervorruft. Neuartige Situationen erfordern, daß wir unserer Umgebung in stärkerem Maße gewahr sind. Einige Routineaktivitäten helfen zeitweise, besser mit Streß fertig zu werden; sie können aber auch unerwünschte Konsequenzen nach sich ziehen und ungesunde Gewohnheiten wie übermäßiges Essen, Aufschieben, Selbstsabotage und Süchte fördern.

Um jede Veränderung akzeptieren zu können, müssen wir konkret aktiv werden und Verhaltensweisen und Überzeugungen, deren Nutzen für uns sich erschöpft hat, hinterfragen. Um eine Veränderung, die wir uns wünschen, herbeiführen zu können, müssen wir neue förderliche Verhaltensweisen so lange üben, bis auch sie zu Gewohnheiten geworden sind. Regelmäßiges Körpertraining, gesunde Ernährung und die Entwicklung positiver sozialer Bezüge zählen zum Besten, was wir tun können, um unsere Resilienz zu stärken. Was auch immer Sie durchgemacht haben, Sie können Ihren Körper und Geist heilen.

Die Schwierigkeit liegt darin, daß Sie sich von Ihrem Schmerz befreien können, sobald Sie ihn spüren – Sie müssen sich also unmittelbar damit konfrontieren. Sobald Sie erkennen, daß Ihr Leben von einschränkenden Überzeugungen bestimmt wird, können Sie sich daranmachen, die Kontrolle über Ihren Geist wieder zu übernehmen und Ihr Recht auf eine positive Sicht des Lebens geltend zu machen.

Eine schwere Last

Fred hat den größten Teil seines Lebens unter Angst gelitten. Mittlerweile ist er erwachsen und hat zwei Kinder, für die er sorgen muß, und eine Arbeit, die zu verlieren er sich nicht leisten kann. Im Vorjahr hatte er plötzlich Schmerzen in der Brust gehabt, und seinem Arzt berichtete er über ständige Panikanfälle und Schlafstörungen. Ein angstlösendes Medikament, das der Arzt ihm daraufhin verschrieb, beseitigte zwar die Symptome, versetzte ihn aber in einen Zustand ständiger Mattigkeit und Depression. Allerdings empfahl der Arzt ihm auch eine psychotherapeutische Behandlung. In diesem Rahmen beschäftigte er sich mit seiner Vorgeschichte und berichtete mir über seine Kindheit in einem chaotischen, völlig unberechenbaren Elternhaus. Nachdem sich seine Eltern hatten scheiden lassen, hatte seine Mutter sich sehr verändert. Allmählich entschlüsselten wir die schwere Bürde der Unsicherheit, die Fred seit seiner Kindheit ständig begleitet hatte.

Die Symptome einer komplexen PTBS entstehen alle durch den Schmerz und Streß, mit denen Menschen meist sehr früh in ihrem Leben konfrontiert werden – wobei sie manchmal gar keinen anderen Zustand kennengelernt haben. Natürlich prägen solche frühen Erlebnisse die Selbstsicht und Weltsicht. Um ihren Zustand zu verändern, müssen sie sich ihrer Vergangenheit zuwenden und die Belastung durch ihre traumatischen Erlebnisse verringern. Dieses Bemühen bewirkt, daß die Lebensgeschichte sie weniger stark bestimmt und ihre Entscheidungsmöglichkeiten bezüglich der Zukunft vielfältiger werden.

C-PTBS kann durch Erlebnisse wie die folgenden entstehen:

- Beziehungen eines Kindes zu Eltern und anderen Betreuern, die beängstigend, unberechenbar und überwältigend wirken.
- Ständige oder wiederholte Erlebnisse der Vernachlässigung, körperlicher oder verbaler Mißhandlungen oder sexuellen Mißbrauchs.
- Aufwachsen in einem Klima häuslicher Gewalt.
- Aufwachsen unter der Obhut einer Bezugsperson, die unter einer bestehenden Sucht oder einer unbehandelten psychischen Krankheit leidet.
- Erleben von Mißbrauch oder Mißhandlungen in besonders wichtigen Abschnitten der Entwicklung wie der frühen Kindheit oder der Adoleszenz.
- Erleben von starkem sozialem Streß aufgrund von Mobbing/Schikane, einer Behinderung oder einer Konfrontation mit traumatischen Ereignissen im Lebensumfeld, ohne durch eine primäre Bezugsperson geschützt und umsorgt zu werden.

- Das Gefühl, diskriminiert zu werden oder machtlos zu sein, ohne durch eine primäre Bezugsperson unterstützt zu werden, die für die Erfüllung der Bedürfnisse des Kindes sorgt.

So schmerzhaft das Entschlüsseln der traumabedingten belastenden Erlebnisse sein mag, handelt es sich dabei doch auch um einen tiefreichenden Akt der Selbstfürsorge. Wie bei einem Umzug in ein größeres Haus entpakken Sie Ihre schmerzhaften Erinnerungen und schaffen so Raum für positive Emotionen. Beim Prozeß des Entpackens versuchen Sie, Ihren Rhythmus zu finden, um nicht vom Geschehen überwältigt zu werden. So bringen Sie Geschichten über Ihren Schmerz ans Licht des Bewußtseins. Indem Sie es jeder Erinnerung ermöglichen, den ihr gebührenden Ort zu finden, können Sie jede untersuchen, verstehen und durcharbeiten.

Acht Faktoren, die zur Entstehung einer C-PTBS beitragen

Warum treten bei zwei Menschen, die ähnliches erlebt haben, unterschiedliche Resultate auf? Wie läßt sich erklären, daß von mehreren Kindern, die im gleichen Haushalt aufwachsen, nur eines sich traumatisiert fühlt? Entwicklung und Ausdruck einer C-PTBS sind vielfältig und unterliegen nicht nur dem Einfluß in der Kindheit erlebter Traumata. Wir werden uns nun anschauen, warum einige Menschen für eine nachteilige Reaktion auf ein Trauma anfälliger sind als andere:

1. **Intensität, Dauer und Zeitpunkt** Je länger Mißbrauchs- oder Mißhandlungserlebnisse oder andere Traumata anhalten, um so intensiver wirken sie und um so wahrscheinlicher ist es, dass eine C-PTBS entsteht. Wichtig ist auch der Zeitpunkt einer traumatischen Belastung. Kinder sind in bestimmten Entwicklungsphasen für die Wirkung von Stressoren besonders anfällig, beispielsweise in den ersten drei Lebensjahren, in denen ihr Nervensystem noch sehr empfindlich ist, und in der Pubertät, wenn sich ihre Identität herausbildet.

HÄUFIG VORKOMMENDE FEHLDIAGNOSEN

Viele Menschen, die unter komplexer PTBS und Dissoziation leiden, sind mißverstanden, falsch diagnostiziert und mit für ihren Zustand ungeeigneten Medikamenten behandelt worden. Dafür gibt es unter anderem folgende Gründe:

1 **Die C-PTBS wird im neuen DSM-5 nicht erwähnt.** Trotz langwieriger Erörterungen wurde letztlich weder die C-PTBS noch die entwicklungsbezogene Traumafolgestörung (englisch: DTD) in die neueste Version des von Klinikern häufig konsultierten DSM (»Diagnostisches und Statistisches Manual Psychischer Störungen« – DSM-5) aufgenommen. Die dort als für die PTBS charakteristisch beschriebene Diagnose entspricht am ehesten den Symptomen und Auswirkungen einer C-PTBS, weil über 90 Prozent der Symptome beider Varianten identisch sind.

2 **Gleichzeitig vorliegende Zusatzdiagnosen können eine C-PTBS kaschieren.** Manchmal ist eine akkurate Diagnose schwer zu erstellen, weil zusätzlich noch andere Störungen vorliegen, die Co-Morbiditäten genannt werden. Beispielsweise ist bei vernachlässigten, mißhandelten oder mißbrauchten Kindern die Gefahr der Entstehung von Angststörungen, Depression und Lernstörungen erhöht. Und umgekehrt ist bei Kindern mit den genannten Störungen das Risiko von Mißbrauchserlebnissen sehr hoch.

3 **Die Symptome einer C-PTBS ähneln denjenigen anderer Störungen sehr stark.** Die Symptome einer C-PTBS können Symptome anderer Störungen nachahmen. Beispielsweise können Kinder oder Teenager, die mißbraucht, mißhandelt oder vernachlässigt worden sind, impulsiv, ängstlich, wütend und/oder depressiv wirken. Wird in solchen Fällen versäumt, die Familiengeschichte gründlich zu untersuchen und richtig zu verstehen, kann unzutreffend eine bipolare Störung, eine Angststörung oder eine Major-Depression diagnostiziert werden.

Einige häufig fälschlich gestellte oder co-morbide Diagnosen sind:

- Borderline-Persönlichkeitsstörungen und andere Persönlichkeitsstörungen
- Bipolare Störung
- Aufmerksamkeitsdefizit-/Hyperaktivitätsstörung (ADHS)
- Störung der Verarbeitung von Sinneseindrücken (Sensory Processing Disorder)
- Lernstörungen

- Angststörungen
- Major-Depression oder Dysphorie
- Somatisierungsstörungen (das Erleben einer psychischen Störung in Form physischer Symptome)
- Substanzmißbrauch oder Substanzabhängigkeit

Ein wichtiger Aspekt aller Bemühungen um Heilung ist die Arbeit mit einem Psychotherapeuten, Psychiater oder Mediziner an der Entwicklung einer zutreffenden Diagnose. Diese soll beim Patienten keine Scham hervorrufen, sondern ihm den Weg zur Genesung und Heilung weisen.

2 **Genetik** Uns liegen wissenschaftliche Untersuchungen vor, denen zufolge Angststörungen unter Einschluß von PTBS gehäuft in bestimmten Familien vorkommen. Zwar ist eine PTBS-Erkrankung eines Elternteils keine unmittelbare Ursache für die Entstehung von PTBS bei einem Kind der Familie, aber die Gefahr einer PTBS-Erkrankung nach einer Traumaexposition ist bei diesen Menschen höher als bei den Kindern von Eltern ohne diese Veranlagung. Die erwähnten Untersuchungen deuten auf eine biologische PTBS-Prädisposition bei solchen Kindern hin.

3 **Umgebung** Eltern mit einer PTBS reagieren anders auf ihre Kinder, was Zuwendungs- und Bindungsfähigkeit stark beeinträchtigen kann. Mütter mit einer PTBS sind oft überfürsorglich, aber auch überreaktiv, was bewirken kann, daß sich die Kinder einerseits bedrängt und andererseits im Stich gelassen fühlen. Reagieren Kinder mit Furcht oder Wut, kann ein Teufelskreis gegenseitiger Beschimpfungen entstehen, in dem ein Elternteil immer ausfälliger wird.

4 **In-utero-Einfluß** Wenn Kinder von Müttern geboren werden, die schwanger waren, während sie ein Trauma erlebten, das zu einer PTBS-Diagnose hätte führen können (beispielsweise während der Angriffe auf die Zwillingstürme in New York), hatten sie bei ihrer Geburt ein geringeres Gewicht und einen erhöhten Kortisolspiegel (Kortisol ist ein Streßhormon). Obwohl dies nicht zwangsläufig Mißhandlungs-, Mißbrauchs- und Vernachlässigungserlebnisse in der Kindheit zur Folge hat, ist es oft

schwieriger, solche Kinder im Säuglingsalter zu beruhigen, sie sind anfälliger für Koliken, und die Gefahr, daß sie später im Leben an einer PTBS erkranken, ist erhöht.

5 **Familiäre Dynamiken** Eltern entwickeln zu jedem ihrer Kinder eine individuelle Beziehung. Diese spezielle Verbindung zu einem Kind kann durch das mehr oder weniger positive Verhältnis der Eltern zum Geschlecht des Kindes, ihre grundsätzliche Bereitschaft, ein Kind aufzuziehen, und durch mit der Schwangerschaft oder Geburt zusammenhängende Ereignisse beeinflußt werden. Beispielsweise können ungeplante oder ungewollte Schwangerschaften und traumatische Geburtserlebnisse dazu führen, daß ein Kind von einem Elternteil abgelehnt oder beschuldigt wird.

6 **Nachahmen schädlichen Verhaltens** Kinder, die in einem problematischen Haushalt aufwachsen, werden mit zahlreichen Risikofaktoren konfrontiert. Ihre medizinische Betreuung kann unzulänglich sein. Sie können unzureichend auf die Notwendigkeit von Hygienemaßnahmen hingewiesen werden, oder gesundheitserhaltende Praktiken wie Körpertraining und gesunde Ernährung werden ihnen nicht nachdrücklich genug nahegebracht. Außerdem können sie mit stark gesundheitsschädigenden Verhaltensweisen wie Rauchen und Substanzmißbrauch in Kontakt kommen.

7 **Vorliegen einer Lernstörung oder von ADHS** Es besteht eine starke Korrelation zwischen Kindern mit Lernstörungen einschließlich ADHS und Kindesmißbrauch, und diese Verbindung scheint bidirektional zu sein, denn bei mißbrauchten Kindern ist die Gefahr der Entstehung von Lernstörungen größer, weil sich der chronische Streß, den sie erleben, und die Traumata, denen sie ausgesetzt sind, negativ auf die Entwicklung ihres Gehirns auswirken. Umgekehrt ist bei Kindern mit einer Lernstörung oder mit ADHS die Mißbrauchsgefahr größer, weil die Eltern die kognitiven Auffälligkeiten bei ihrem Kind, seine Ablenkbarkeit oder seine Impulsivität mißverstehen und dadurch möglicherweise gereizt werden.

8 **Mangel an Resilienzfaktoren** Resilienzfaktoren sind die schützenden Ressourcen, so wie Eltern es sind, die Kindheitstraumata zu lindern vermögen. Untersuchungen haben gezeigt, daß bei mangelnder Unterstüt-

zung von seiten der Eltern auch eine Bindung an einen Erwachsenen aus dem näheren Umfeld, der verständnisvoll, nährend und beschützend wirkt, die Folgen traumatischer Kindheitserlebnisse lindern kann. Weitere Schutzfaktoren sind die Teilnahme an Aktivitäten außerhalb der Familie und die Entwicklung positiver Beziehungen zu Gleichaltrigen. Bei einem Mangel an Resilienzfaktoren kann die Wirkung von Vernachlässigung, Mißhandlungen oder Mißbrauch durch das Gefühl verstärkt werden, daß die Menschen in Ihrem näheren Umfeld es versäumt haben, Sie zu beschützen.

REFLEXION

Welche der soeben beschriebenen Faktoren, die zur Entstehung einer C-PTBS beitragen können, spielen nach Ihrer Einschätzung in Ihrem Leben eine Rolle?

DIE BINDUNGSTHEORIE UND C-PTBS

Die Bindungstheorie beschreibt, wie kleine Kinder reagieren, wenn sie von ihren primären Bezugspersonen getrennt werden. *Bindung* wird definiert als die emotionale Verbindung zwischen zwei Menschen, zunächst zwischen der primären Bezugsperson und dem Säugling, durch welche die Grundlage für gesunde Beziehungen später im Leben geschaffen wird. Eine sogenannte *sichere Bindung* entsteht, wenn wir uns im Säuglingsalter und in der frühen Kindheit auf eine primäre Bezugsperson stützen können, die für unsere Sicherheit sorgt, sich vorhersehbar verhält, sich auf uns einstimmt und uns gegenüber liebevoll ist. Bezugspersonen, die in der Lage sind, sich auf Kinder, die sie betreuen, einzustimmen, verstehen die Signale, durch die das Kind seine Bedürfnisse zu erkennen gibt.

Manchmal ist es schwer, das Weinen eines Kindes richtig zu deuten. Hat das Baby Hunger, ist es müde, oder möchte es nur gehalten werden? Eltern müssen in keinem Fall »perfekt« sein. Das können sie sowieso nicht. Auch zwischen primären Bezugspersonen, die »gut genug« sind, und den Kindern, die sie betreuen, kommt es hin und wieder zu »Fehleinstimmungen«, und dies sind für die Kinder gute Gelegenheiten zu lernen, daß Beziehungsbrüche heilbar sind. Diese Art elterlicher Bezogenheit erzeugt, was allgemein als *sichere Bindung* bezeichnet wird. Eine sichere Bindung ist die Basis, von der aus ein Kind das Vertrauen entwickeln kann, das es braucht, um seine Welt, seine nähere Umgebung, zu erforschen. Eine gesunde Bindung ist die Voraussetzung dafür, daß ein Mensch die Fähigkeit entwickeln kann, die eigenen Emotionen zu regulieren, Streß zu ertragen und adäquate Grenzen zu setzen. Gehen beispielsweise eine Mutter und ihr einjähriges Kind in einen Park, bleibt das Kind zunächst eine kurze Zeit in der Nähe der Mutter, bevor es losläuft, um die Umgebung zu erkunden.

Vernachlässigung sowie Mißbrauchs- und Mißhandlungserlebnisse in der frühen Kindheit, die mit einer komplexen PTBS verbunden sein können, deuten nicht auf das Bestehen einer sicheren Bindung hin. Durch langjährige Untersuchungen gelang es John Bowlby und Mary Ainsworth, bestimmte Muster unsicherer Bindung zu beschreiben:

- **Die unsicher-ambivalente Bindung** Ein unsicher-ambivalent gebundenes Kind ist unter der Obhut einer inkonsistent erreichbaren primären Bezugsperson aufgewachsen, die ihm gegenüber zwar manchmal sehr entgegenkommend und einfühlsam war, aber auch zudringlich sein konnte. Das Kind konnte sich nicht darauf verlassen, daß seine Bezugsperson zuverlässig zur Einstimmung und zur Herstellung einer Verbindung zu ihm in der Lage war, weshalb es einen Zustand permanenter Unsicherheit und Angst entwickelt hat. Unsicher-ambivalent gebundene Erwachsene fühlen sich oft übertrieben abhängig und leiden unter der Angst, verlassen zu werden, sowie generell unter dem Gefühl, sich auf Beziehungen nicht verlassen zu können.

- **Die unsicher-vermeidende Bindung** Das unsicher-vermeidend gebundene Kind ist bei einer distanzierten oder teilnahmslosen primären Bezugsperson aufgewachsen, die emotional immer wieder unerreichbar war und sich ihm gegenüber generell abweisend verhielt. Das Kind hat sich an diese Situation angepaßt, indem es Nähe meidet, sich emotional distanziert oder übertrieben seine Eigenständigkeit demonstriert. Unsicher-vermeidende Erwachsene haben häufig gelernt, ihre eigenen Emotionen ebenso wie die anderer Menschen als unwichtig abzutun, und wenn sich ihre Partner nach einer tieferen, intimeren Verbundenheit sehnen, ist das für sie eine große Herausforderung.
- **Die desorganisierte Bindung** In der schwierigsten Situation befinden sich Menschen mit einem desorganisierten Bindungsstil. Sie sind unter der Obhut einer primären Bezugsperson aufgewachsen, deren Verhalten überwältigend, chaotisch und/oder ausfällig war. Die Bezugsperson war eine Quelle ständiger Unruhe und Verwirrung; dadurch entsteht eine paradoxe Situation, denn das Kind folgt seinem biologischen Antrieb, Nähe ausgerechnet bei der Ursache seines Entsetzens, dem es zu entfliehen trachtet, zu suchen. Diese Situation wird häufig als »Furcht ohne Auflösung« bezeichnet und ist für das Kind ein unauflösbares Dilemma. Desorganisierte Erwachsene verlassen sich auf impulsive oder aggressive Verhaltensweisen, um mit ihren unangenehmen Emotionen fertig zu werden. Ihre Interaktionen in Beziehungen können den Mißbrauch oder die Mißhandlungen nachahmen, die sie in ihrer Kindheit durch ihre Bezugspersonen erlitten haben. Sie entwickeln dann entweder selbst einen Hang zum Mißbrauch oder zu Mißhandlungen oder suchen sich einen Partner, der sie mißhandelt oder mißbraucht, weil ihnen dies vertraut ist.

C-PTBS ist mit allen diesen Bindungsstilen assoziiert.

Wie sich eine C-PTBS auf Geist und Körper auswirkt

Kinder brauchen Verläßlichkeit. Vorhersehbares Verhalten von Bezugspersonen hilft den Kindern, die sie betreuen, klare Erwartungen sich selbst und der Welt gegenüber zu entwickeln. Diese Vorhersehbarkeit schafft eine Grundlage von Sicherheit und ermöglicht einem Kind, mit den vielen inneren Veränderungen fertig zu werden, die es in den frühen Phasen seiner Entwicklung durchläuft. In einer häuslichen Umgebung, in der Vernachlässigung oder Mißhandlungen Normalität sind, ist dies nicht der Fall.

C-PTBS entsteht oft aufgrund der Art der Interaktionen in den ersten Lebensjahren. Manchmal nimmt ein Trauma in den ersten Monaten nach der Geburt seinen Anfang. Erinnerungen an solche frühkindlichen Erlebnisse sind nicht wie typische Erinnerungen an spätere Lebensphasen beschaffen. Sie sind nicht unbedingt mit Vorstellungsbildern oder einer konsistenten Geschichte verbunden, sondern bestehen im Erleben von Emotionen ohne Verständnis eines Zusammenhangs oder im Erleben körperlicher Empfindungen unbekannten Ursprungs.

Wachsen Menschen mit einem Gefühl der Furcht auf, wirkt sich dies auf alle Aspekte ihrer Entwicklung – kognitive, emotionale und physische – aus. Die negativen Nachwirkungen von Kindheitstraumata können bis ins Erwachsenenalter anhalten, so lange, bis eine ausreichende Unterstützung verfügbar ist, um das in der Vergangenheit Erlebte zu heilen. Zu den häufigsten Charakteristika von Menschen, die unter einer C-PTBS leiden, zählen:

- **Kognitive Verzerrungen** Dazu zählen unzutreffende Überzeugungen, die uns selbst, andere Menschen und die Welt betreffen.
- **Emotionale Belastungszustände** Häufig auftretende Gefühle der Überwältigung, Angst, Hilflosigkeit, Hoffnungslosigkeit, Verzweiflung, tiefer Einsamkeit, Scham, unfairer oder ungerechter Behandlung sowie Depression und Suizidalität, die oft durch den Verlust sozialer Bezüge, Einsamkeit und Isolation hervorgerufen werden.
- **Verstörende somatische Empfindungen** Bedrohungsgefühle aus früher erlebten Situationen werden als unbehagliche Körperempfindungen oder Somatisierung aufrechterhalten, wobei psychisches Leiden in Form physischer Symptome zum Ausdruck gelangt.

- **Desorientiertheit** Inadäquate Überzeugungen, Emotionen und Körperempfindungen tragen zum Verlust der Fähigkeit, zwischen Vergangenheit und Gegenwart zu unterscheiden, bei.
- **Hypervigilanz** Starke Sensibilität hinsichtlich des Verfolgens von Nuancen und Feinheiten der Körpersprache und des Gesichtsausdrucks bei anderen Menschen wird zwecks Erhaltung der eigenen Sicherheit entwickelt.
- **Vermeiden** bezeichnet erlernte Muster des Ausschließens und Verwerfens unangenehmer Empfindungen, Erinnerungen oder Emotionen und wird häufig durch Defensivmechanismen wie Leugnen, Unterdrückung, Dissoziation oder Suchtverhalten aufrechterhalten.
- **Interpersonale Probleme** Zu den ineffektiven interpersonalen Beziehungsdynamiken zählen Verhaltensweisen wie Rückzug, Beschuldigen, Abweisen oder Kritisieren von Freunden und geliebten Menschen. In dysfunktionalen Familiensystemen erlernte Muster werden häufig bis ins Erwachsenenalter wiederholt, bis es gelingt, neue, effektivere interpersonale Strategien zu entwickeln.
- **Gehirnentwicklung** Mißbrauch, Mißhandlungen und Vernachlässigung verursachen meßbare Veränderungen der Gehirnstrukturen, die sich in Mängeln hinsichtlich sozialer Kompetenz und schulischen Erfolgs niederschlagen.
- **Gesundheitliche Probleme** Eine unaufgelöste C-PTBS ist eine wichtige Ursache für gesundheitliche Probleme im Erwachsenenalter.

Mentale und emotionale Symptome

Die wichtigsten emotionalen und kognitiven Symptome der C-PTBS sind Vermeidungssymptome sowie intrusive und depressive Symptome. Emotionen stellt man sich am besten als Kombination dreier Kräfte vor: der Umgebung, des Körpergewahrseins oder des *Felt sense* und des Geistes, der aufgrund von Erinnerungen aus Erlebnissen einen Sinn ableitet. Befassen wir uns zu intensiv mit traumabezogenen Gefühlen, führt das häufig zu Reaktionen, als würden wir erneut verletzt, obwohl wir tatsächlich in der Gegenwart geliebt werden und uns in Sicherheit befinden. Die Folge ist, daß wir zu schnell zu Schlußfolgerungen gelangen, ohne vorher innegehalten und nachgedacht zu

WEITERE C-PTBS-SYMPTOME

Bei Menschen mit einer C-PTBS kommen außerdem häufig folgende Symptome vor:

- Reizbarkeit
- Selbstschädigung/Selbstverletzungen, beispielsweise in Form von Schnitten in die eigene Haut oder des Ausreißens von Haaren
- Eßstörungen wie Eßsucht, Bulimie und Anorexie
- Streßessen
- Sozialangst, Agoraphobie oder Paranoia
- Konzentrationsprobleme
- Impulsivität oder Leichtsinn
- Übermäßige Risikobereitschaft und Promiskuität
- Wutausbrüche
- Suizidgedanken, -pläne oder -versuche
- Süchte
- Probleme mit dem Erhalt einer Arbeitsmöglichkeit

Eine Diagnose ist eine gute Sache, keine schlechte. Bedenken Sie, daß eine zutreffende Diagnose zu einem Teil Ihres wachsenden Wissensfundus wird, der Ihnen hilft, sich selbst besser zu verstehen und auf Ihrem Weg eine gewisse Weisheit zu nutzen. Eine Diagnose ermöglicht Ihnen und Ihren Behandlern, sich mit Ihren Symptomen auseinanderzusetzen und gemeinsam an deren Auflösung zu arbeiten.

haben. Solche unzutreffenden Deutungen von Ereignissen führen häufig zu schmerzhaften Verlusten, die hätten vermieden werden können.

Jana rang mit starken Gefühlen, die sich auf ihre Sicht aktueller Ereignisse auswirkten. Beispielsweise setzte sich ihr Mann abends, wenn er nach Hause kam, gern vors Fernsehen, um sich nach einem langen Arbeitstag zu entspannen. Die Folge war, daß Jana sich von ihm zunehmend ignoriert fühlte. Sie warf ihm wütend vor: »Du liebst mich nicht!« Als er daraufhin das Fernsehen ausschaltete und versuchte, die Verbindung zu seiner Frau wiederherzustellen, wies sie ihn zurück und sagte: »Wäre ich dir wirklich wichtig, bräuchte ich nicht um deine Aufmerksamkeit zu betteln!« Ratlos zuckte ihr Mann die Achseln, weil er sich nicht in der Lage fühlte, Jana zu zeigen, daß er sie liebte.

Manchmal fühlen wir uns von unseren Emotionen überwältigt. In diesem Zustand fällt es uns mit Sicherheit schwer, eine Situation in angemessener Weise zu reflektieren. Weil die Emotionszentren des Gehirns aktiviert werden, wird die Aktivität der für (rationale) Denk- und Entscheidungsprozesse zuständigen Bereiche verringert. Unser Verhalten wird dann impulsiver und basiert nicht mehr auf reflektierten Entscheidungen.

Überreaktionen bilden eine Extremposition des Spektrums der Emotionen. Menschen, die in ihrer Kindheit mißhandelt, mißbraucht oder vernachlässigt worden sind, neigen darüber hinaus zum Leugnen, zur Dissoziation und dazu, sich gegenüber Schmerz zu verschließen. Schenken wir der Welt unserer Emotionen zu wenig Aufmerksamkeit, fühlen wir uns wahrscheinlich desorientiert. Und wenn wir Emotionen nicht tolerieren, fühlen wir uns wahrscheinlich wie abgeschnitten, als würde etwas fehlen oder als würden wir nur mechanisch bestimmte Bewegungen ausführen.

Emotionen tragen dazu bei, uns ein Sinngefühl zu vermitteln und uns unser Lebendigsein erleben zu lassen. Das Kribbeln in der Magengrube, der Kloß im Hals, das Pochen unseres Herzens und das Wärmegefühl in unserem Gesicht informieren uns über unseren eigenen Zustand und über den der Welt. Es geht darum, eine Balance zwischen Denken und Fühlen zu erreichen und so gesunder Empathie den Weg zu bereiten, uns die Entwicklung guter Beziehungen und das Treffen sinnvoller Entscheidungen zu ermöglichen.

Wir werden uns nun die emotionalen und kognitiven Symptome der C-PTBS anschauen.

Vermeidungssymptome

Kevin raucht seit vielen Jahren Pot. Nun möchte seine Frau ein Kind bekommen und hat ihn deshalb gebeten, mit dem Rauchen aufzuhören. Nachdem sie ihm angedroht hat, ihn zu verlassen, wenn er nicht aufhöre, hat er sich widerwillig zu einer Therapie bereiterklärt. Als ich seine Kindheitsgeschichte untersuche, finde ich heraus, daß sein Vater oft sehr wütend gewesen war. Darauf angesprochen, zuckt Kevin die Achseln und sagte beiläufig: »Ja, er hat mich herumgeschubst, aber das ist nicht wichtig.« Im sicheren Rahmen der Therapie gesteht er sich allmählich ein, daß sich das Verhalten seines Vaters tatsächlich stark auf seine Emotionen ausgewirkt hat, und er fängt an, sich mit seiner Wut angesichts seiner Kindheit auseinanderzusetzen.

Um sich Erinnerungen an Kindheitstraumata entziehen zu können, entwikkeln Menschen häufig Vermeidungsstrategien. Manchmal beinhaltet dies auch, daß sie Situationen, Menschen und Orte zu vermeiden suchen, die Erinnerungen an in der Vergangenheit Erlebtes wecken könnten. Vermeiden wird auch durch Abwehrmechanismen wie das Leugnen der Vergangenheit, die Unterdrückung von Gefühlen, das Idealisieren der eigenen Eltern, das Verharmlosen von Schmerz sowie durch Dissoziation unterstützt. Häufig konsumieren Menschen bestimmte Substanzen oder entwickeln andere Arten von Suchtverhalten – etwa übermäßiges Essen oder übertriebenes Körpertraining –, um ihren Schmerz nicht zu spüren.

Intrusive Symptome

»Geh weg!« brüllte Helen mitten in der Nacht. Wieder einmal hatte ein Albtraum sie aus dem Tiefschlaf gerissen. Sie wurde von solchen Träumen schon so lange geplagt, wie sie sich zurückerinnern konnte. Sie war zu mir in meine Praxis gekommen, weil sie sich im College nicht mehr hatte konzentrieren können. Zum ersten Mal sprach sie darüber, wie unwohl sie sich als Kind gefühlt hatte, wenn ihr Vater nachts in ihr Zimmer gekommen war. Sie brauchte jemandem, der ihr half, sich zu vergegenwärtigen, was damals geschehen war.

Symptome wie Angst, Flashbacks, Hypervigilanz und Albträume wiederzuerleben zählt zu den häufigsten Beeinträchtigungen, unter denen Menschen mit einer PTBS leiden. Hypervigilanz ist ein Zustand, in dem ein Mensch ständig auf der Hut oder für alles, was in seiner Umgebung geschieht, stark sensibilisiert ist, weil er alles daransetzt, für die eigene Sicherheit zu sorgen. Das Wiedererleben von Symptomen, die mit frühkindlichen Erinnerungen

DISSOZIATION VERSTEHEN

Dissoziation ist wie alle anderen Symptome der C-PTBS ein erlerntes Verhalten, das Ihnen einmal geholfen hat, mit einer bedrohlichen Umgebung fertig zu werden. Ein vernachlässigtes oder mißbrauchtes Kind greift auf angeborene überlebenssichernde Schutzmechanismen zurück, um bedrohliche Erlebnisse »auszublenden«. Im Erwachsenenalter garantiert Dissoziation eine zuverlässige Trennung zwischen dem im Alltag aktiven Anteil und dem Anteil, der Emotionen wie Furcht, Scham oder Wut verkörpert. Menschen können es als zu belastend empfinden, über das, was sie erlebt haben, nachzudenken.

Tauchen Emotionen oder Körperempfindungen im Bewußtsein auf, versuchen die Betroffenen instinktiv, beängstigende, als ekelhaft empfundene, schmerzhafte und verwirrende Empfindungen zu eliminieren und zu erlernten dissoziativen Mustern Zuflucht zu nehmen. Dissoziative Symptome bilden ein Spektrum, zu dessen relativ leichten Formen ein benebeltes Gefühl, bestimmte Erlebnisse betreffende Redeblockaden, Müdigkeit, Abgelenktheit, Konzentrationsprobleme, Taubheitsempfindungen sowie das Gefühl, abgeschnitten zu sein, zählen. Stärkere dissoziative Symptome sind unter anderem Gefühle des Kontrollverlusts, Gedächtnisstörungen sowie der vollständige Verlust der Erinnerung an bestimmte Zeitabschnitte (»Zeitverlust«).

Sie können dissoziative Zustände heilen, indem Sie zu erkennen lernen, daß Sie bestimmte traumatische Ereignisse tatsächlich selbst erlebt haben und das diese mittlerweile eindeutig vorüber sind. Auf diese Weise realisieren Sie, daß Ihre traumatischen Erlebnisse sich auf Ihr Selbstempfinden und Ihre Grundannahmen über die Welt ausgewirkt haben. Um Dissoziation zu heilen, muß man lernen, zwischen Vergangenheit und Gegenwart zu unterscheiden, und um das zu können, muß man ein Gewahrsein des »Hier und Jetzt« entwickeln (siehe Seite 155).

verbunden sind – aus der Zeit vor der Entwicklung der Sprachfähigkeiten –, kann die Form eines vagen, unangenehmen »inneren Empfindens« oder eines physischen Schmerzes annehmen. Symptome, die auf starke Erregungszustände hindeuten, für die Gefühle wie Angst, Aggression und allgemeine Reizbarkeit charakteristisch sind, kommen bei Menschen mit einer C-PTBS recht häufig vor. Sie manifestieren sich oft als Zustände emotionaler Dysregulation oder als starke Gefühle der Traurigkeit, Wut oder Furcht, die sehr störend wirken und die Beziehung der Betroffenen zu sich selbst, ihrer Familie und ihrer Umgebung völlig dominieren können, mit der Folge, daß sie im Umgang mit ihrer Familie sowie mit Freunden das Gefühl haben, in Mustern mangelnder Verbundenheit, des Grolls oder des Verlassenseins gefangen zu sein.

Depressive Symptome

Andrew hatte sich in seiner Kindheit und Jugend für seine alkoholkranke Mutter verantwortlich gefühlt. Doch trotz seiner zahlreichen Bemühungen, ihr zu helfen, überwand sie ihre Krankheit nie. Als Erwachsener hat Andrew in seinem Beruf weiterhin das Gefühl, nichts Rechtes zu leisten. Wenn sein Chef ihm kritisches Feedback gibt, fühlt er sich zutiefst gedemütigt, und er denkt: »Warum sollte ich weiter versuchen, etwas zustande zu bringen?«

Symptome, die mit starker Erregung einhergehen, sind die eine charakteristische Ausdrucksform einer C-PTBS. Die andere wird geprägt von Symptomen, die mit schwachen Erregungszuständen verbunden sind – wie Hoffnungslosigkeit, Verzweiflung und Depression. Letztere treten meist bei Menschen auf, die in einer bedrohlichen Umgebung leben und keine Möglichkeit haben, aus dieser zu entkommen. Ist es Menschen unmöglich, ihre Situation zu verändern, fühlen sie sich oft unfähig, machtlos und hilflos. Scham und das Gefühl, wertlos zu sein, sind typisch für die depressive Variante einer C-PTBS.

REFLEXIONEN

Die folgenden Fragen sollen Ihnen helfen, Ihre persönlichen emotionalen und kognitiven C-PTBS-Symptome zu erkennen:

Welche Vermeidungssymptome (leugnen, unterdrücken, idealisieren, als unwichtig abtun, eine Sucht entwickeln, dissoziieren) erleben Sie? Wie hindern diese Symptome Sie, so zu leben, wie Sie leben wollen?

Welche intrusiven Symptome (Angst, Flashbacks, Albträume, Hypervigilanz, emotionale Dysregulation, interpersonale Probleme) erleben Sie? Und wie beeinträchtigen diese Symptome momentan Ihr Leben?

Welche depressiven Symptome (Hoffnungslosigkeit, Verzweiflung, Depression, Machtlosigkeitsgefühle, fehlendes Vertrauen in die eigenen Fähigkeiten, etwas zu erreichen, Hilflosigkeit, Scham, Wertlosigkeitsgefühle) erleben Sie? Wie machen diese sich in Ihrem Leben bemerkbar?

Physische Symptome

Unaufgelöste Traumata können die körperliche Gesundheit stark beeinträchtigen. Unaufgelöste *Kindheits*traumata sind in dieser Hinsicht besonders heimtückisch und können sowohl allmählich stärker werden als auch kumulativ wirken. Wenn Ihnen klar ist, wie Ihr Körper auf Streß und traumatische Erlebnisse reagiert, kann Ihnen das helfen, gemeinsam mit Ihren Behandlern an der Verbesserung Ihres Gesundheitszustandes zu arbeiten. Wir werden uns im folgenden ein wenig gründlicher mit der Beziehung zwischen Streß und körperlicher Gesundheit beschäftigen.

Wenn wir Streß erleben, leitet unser Nervensystem eine Kampf-Flucht-Reaktion ein, um unsere Sicherheit zu gewährleisten. Das *Center on the Developing Child* der Harvard University unterscheidet drei Formen von Streß, die in der Kindheit wirksam werden können:

SCHAM ERKENNEN

Charakteristisch für Scham ist, daß die Betroffenen überzeugt sind, »schlecht« zu sein. Diese Emotion basiert auf einer verzerrten Sicht der eigenen Person, die als wertlos, beschädigt oder als Versager erscheint. Kleine Kinder sind darauf angewiesen, daß ihre primären Bezugspersonen ihnen ein Gefühl der Sicherheit und Verbundenheit mit der Welt vermitteln. Wenn Eltern sich beängstigend verhalten, ihre Kinder mißhandeln oder mißbrauchen oder für sie nicht erreichbar sind, sind sich die Kinder oft unsicher darüber, wer den Zustand, den sie erleben, verschuldet hat. Wenn Kinder etwas »Böses« erleben, fühlen sie sich »böse«. Selbstverurteilende Gedanken wie die folgenden perpetuieren, auch wenn sie unzutreffend sind, Gefühle der Scham:

- »Mit mir muß irgend etwas nicht stimmen!«
- »Ich bin so blöd!«
- »Ich kann einfach nichts richtig machen.«
- »Ich bin ein emotionales Wrack.«
- »Ich bin einfach faul.«

Wenn Ihnen klar geworden ist, welche Botschaften Sie sich ständig selbst einreden, können Sie diesen Zustand verändern und die Stärke entwickeln, die Sie brauchen, um sich mit Ihrem Schmerz auseinandersetzen zu können. Die Übungen in diesem Buch, die Ihnen helfen sollen, Selbstmitgefühl zu entwickeln und sich in stärkerem Maße zu akzeptieren, wirken auch der Scham entgegen.

1 **Positive Streßreaktion** Eine gesunde Streßreaktion ist eine temporäre, die sich aufgrund einer positiven Verbindung zu einer liebevollen primären Bezugsperson wieder auflöst. Beispiele für gesunde Stressoren, die in der Kindheit wirksam werden können, sind unter anderem die Anpassung an eine neue Betreuungsperson sowie kurze, erträgliche Trennungen von der primären Bezugsperson. Gesunder Streß wirkt tonisierend auf das Nervensystem und fördert so die Fähigkeit, im Erwachsenenalter mit belastenden Situationen fertig zu werden.

2 **Erträgliche Streßreaktion** In diesem Fall wird ein Kind mit einem signifikanten einmaligen traumatischen Erlebnis konfrontiert, beispielsweise

mit einem Feuer oder mit dem Tod eines geliebten Menschen. Lebt dieses Kind in einer unterstützenden Umgebung mit liebevollen Betreuern zusammen, die ihm helfen, das Erlebte zu verarbeiten, fördert ein traumatisches Ereignis dieser Art die Entwicklung positiver Bewältigungsfertigkeiten im Erwachsenenalter.

3 **Schädliche Streßreaktion** In diesem Fall finden traumatische Ereignisse ständig statt, und die Betroffenen werden nicht von liebevollen Erwachsenen unterstützt. Solchen Situationen werden negative Auswirkungen auf die emotionale und physische Gesundheit im Erwachsenenalter zugeschrieben.

Im Idealfall ist Streß eine zeitlich begrenzte Erscheinung. Hält eine belastende Situation jedoch länger an, kann der Körper in einem Zustand erhöhter Wachsamkeit verharren und ist dann nicht in der Lage sich auszuruhen. Traumatischer Streß ist das Resultat eines potentiell lebensbedrohenden Ereignisses, einer Situation, in der die Betroffenen gelähmt sind und der sie nicht entkommen können. In solchen Fällen ist die Kampf-Flucht-Reaktion fehlgeschlagen und hat ein Gefühl der Hilflosigkeit hervorgerufen.

Während eines belastenden Ereignisses produziert der Körper Kortisol, einen chemischen Stoff, der auf das Sympathische Nervensystem einwirkt und der bei der Kampf-Flucht-Reaktion eine Rolle spielt. Hält der Streß an, produziert der Körper weiter große Mengen des Streßhormons. Eine unaufgelöste C-PTBS wird im Gegensatz dazu mit einem dauerhaft niedrigen Kortisolspiegel in Verbindung gebracht. Der Körper produziert dann aber keineswegs weniger Kortisol. Ganz im Gegenteil. Aber zu den physiologischen Charakteristika einer unaufgelösten PTBS zählt eine Veränderung der Kortisolverarbeitung im Körper. Die Folge sind einerseits häufige plötzliche Anstiege der Kortisolproduktion *und* ein chronisch niedriger Kortisolspiegel im Blut. Dies ist die physiologische Grundlage des klassischen Phänomens ständigen Wechsels zwischen dem Gefühl, überwältigt zu werden, und dem Bedürfnis, sich zu verschließen. Es ist, als trete man mit einem Fuß auf das Gaspedal und mit dem anderen auf die Bremse.

Das *Autonome Nervensystem* (ANS) spielt bei unseren emotionalen und physiologischen Reaktionen auf Streß und Traumata ein wichtige Rolle. Dem ANS werden zwei Äste zugeordnet: das *Sympathische Nervensystem*

(SNS) und das *Parasympathische Nervensystem* (PNS). Das SNS ist bei der Kampf-Flucht-Reaktion und bei der Ausschüttung von Kortisol in die Blutbahn von Bedeutung. Das PNS hingegen bremst das SNS, was bewirkt, daß der Körper keine Streßhormone mehr produziert und statt dessen in den Zustand der Verdauung, der Entspannung und der Regeneration wechselt. Wenn SNS und PNS abwechselnd aktiv werden, gewährleisten sie eine gesunde Verdauungsfunktion, guten Schlaf und eine störungsfreie Funktionsfähigkeit des Immunsystems. Chronischer Streß und eine unaufgelöste C-PTBS können den Zustand der Balance zwischen SNS und PNS stören und so die körperliche Gesundheit gefährden.

Chronischer Streß, Traumata und Gesundheit

Zwischen den Streßhormonen (beziehungsweise dem Niveau des Kortisolspiegels im Blut) und der Funktionsfähigkeit des Immunsystems besteht eine inverse Beziehung. Ist der Kortisolspiegel hoch, ist das Immunsystem nur begrenzt funktionsfähig. Ist der Kortisolspiegel hingegen niedrig, wirkt sich dies stärkend auf die Funktionsfähigkeit des Immunsystems aus oder diese ist zumindest nicht eingeschränkt. Das Immunsystem bekämpft Entzündungsprozesse im Körper. Solche Entzündungen sind in Zusammenhang mit der Bekämpfung von Viren und Bakterien notwendig. Bleibt das Immunsystem jedoch dauerhaft und ohne ein konkretes Ziel aktiviert, besteht eine höhere Wahrscheinlichkeit der Entstehung langfristiger gesundheitlicher Probleme.

Durch chronischen Streß verursachte gesundheitliche Probleme sind unter anderem:

- **Bluthochdruck** Dauerhaft erhöhter Blutdruck kann unter anderem zu Herzerkrankungen führen.
- **Schwankungen des Blutzuckerspiegels** Dieser bleibt anhaltend erhöht, um eine Kampf-Flucht-Reaktion zu unterstützen; aber damit ist auch ein erhöhtes Risiko der Entstehung einer Hypoglykämie (Unterzuckerung) oder von Diabetes verbunden.
- **Eßgier** Gier nach Süßigkeiten, Kohlehydraten, Salz, Essig und Gewürzen kann, wenn sie über längere Zeit anhält, zu Freßanfällen führen.

- **Substanzabhängigkeiten** Viele Menschen versuchen, ihren Streß für kurze Zeit durch den Konsum von Alkohol, Koffein, Nikotin oder andere Substanzen zu verringern, was zur Entstehung gesundheitsschädigender Gewohnheiten führt.
- **Verdauungsträgheit** Chronischer Streß beeinträchtigt die Verdauung, weil der Verdauungsprozeß keine wichtige Rolle spielt, wenn wir zu fliehen versuchen oder gegen ein Raubtier kämpfen müssen. Wenn der Körper aus solchen oder ähnlichen Gründen unter Streß steht, wird die Verdauungsaktivität eingestellt.
- **Immunsuppression** Eine längerfristige Unterdrückung der Immunfunktion wird mit erhöhter Anfälligkeit für Erkrankungen bis hin zum Krebs in Verbindung gebracht.

Zu den gesundheitlichen Problemen, die eine unaufgelöste PTBS begleiten, bei welcher der Kortisolspiegel niedrig und die Immunabwehr nicht beeinträchtigt ist, zählen:

- **Verdauungsstörungen** Der Aktivität des PNS wird eine Verstärkung der Verdauungsfunktion zugeschrieben. Aber auch zuviel des Guten kann Schaden anrichten. Bei Vorliegen einer chronischen PTBS kommt es zu einer Überproduktion von Magensäure, und die Gefahr der Entstehung von Problemen wie Reflux (Sodbrennen) und Reizdarm ist hoch.
- **Schlafstörungen** Normalerweise steigt der Kortisolspiegel nach dem Aufwachen stark an, er sinkt im Tagesverlauf allmählich wieder ab, steigt am Spätnachmittag erneut und fällt später abermals, wobei er seinen niedrigsten Wert mitten in der Nacht erreicht. Der zirkadiane Rhythmus, die biologische Uhr unseres Körpers, wird vom rhythmischen Steigen und Fallen des Kortisolspiegels bestimmt. Bei chronischer PTBS verläuft die zirkadiane Kurve des Kortisolspiegels außergewöhnlich flach, was auf das Vorliegen von Erschöpfung und auf Schlafstörungen zurückgeführt wird.
- **Autoimmunerkrankungen** Wenn keine Viren und Bakterien bekämpft werden müssen, kann das Immunsystem seine Aktivität gegen gesundes Gewebe richten, was eine erhöhte Anfälligkeit für Autoimmunerkrankungen zur Folge hat.

DIE ACE-STUDIE

In der Psychologie und Medizin wird mittlerweile anerkannt, daß Kinder, die früh Traumata erlebt haben, mit deutlich erhöhter Wahrscheinlichkeit später im Leben mit gesundheitlichen Risiken fertig werden müssen. Im Rahmen der ACE-Studie (*Adverse Childhood Experiences Study*), die vom amerikanischen Gesundheitsdienstleister *Kaiser Permanente* durchgeführt wurde, wurden 17 000 Patienten auf etwaige Kindheitstraumata hin untersucht, und zwar auf

- körperliche Mißhandlungen
- verbale Mißhandlungen
- sexuellen Mißbrauch
- körperliche oder emotionale Vernachlässigung
- Miterleben häuslicher Gewalt
- Kontakt zu substanzabhängigen Haushaltsmitgliedern
- Kontakt zu psychisch kranken, suizidalen oder inhaftierten Haushaltsmitgliedern

Im Rahmen der Studie wurde jedem bei den Teilnehmern vorliegenden ACE-Faktor ein bestimmter Punktwert zugemessen. Aus den Resultaten der Studie ging hervor, daß das Vorliegen eines bestimmten ACE-Faktors mit hoher Wahrscheinlichkeit auf die Existenz weiterer ACE-Faktoren hindeutete. Schon wenn nur ein einziges der genannten Phänomene existiert, ist das betreffende Kind in Gefahr, doch wenn vier oder mehr ACE-Faktoren vorliegen, scheint der Streß eine kritische Masse zu erreichen. Felitti et al. (1998) versuchten zusammen mit den *Centers for Disease Control and Prevention* die Größe dieser Gefahr einzuschätzen. Sie gelangten durch ihre Untersuchungen zu der Überzeugung, daß bei Erwachsenen, die als Kinder vier ACE-Faktoren ausgesetzt waren, eine vierfach erhöhte Gefahr der Erkrankung an einer Depression, ein siebenfach erhöhtes Risiko, eine Substanzabhängigkeit zu entwickeln, und ein zwölffach erhöhtes Risiko von Suizidversuchen bestand, verglichen mit der Situation von Erwachsenen mit einem ACE-Wert von Null. Bei den Betroffenen ist sowohl die Gefahr sozialer, emotionaler und kognitiver Beeinträchtigungen als auch die Gefahr von Herzerkrankungen, Krebs, chronischen Lungenkrankheiten und Lebererkrankungen deutlich erhöht.

REFLEXION

Erleben Sie irgendwelche der genannten körperlichen Symptome? Nehmen Sie sich ein wenig Zeit, um die Wirkung der C-PTBS auf Ihre Gesundheit und Ihre Krankengeschichte zu beschreiben.

Ein Blick nach vorn

In diesem Arbeitsbuch erwartet Sie folgendes: In Kapitel 2 beschäftigen wir uns mit den gebräuchlichen Methoden der Behandlung von C-PTBS, beispielsweise mit der Kognitiv-behavioralen Therapie (KBT), mit der Dialektisch-behavioralen Therapie (DBT), mit der EMDR-Therapie *(Eye Movement*

Desensitization and Reprocessing), mit der somatischen Psychotherapie und mit einigen Geist und Körper ansprechenden Behandlungsansätzen, und Sie werden dabei die grundlegenden Elemente all dieser Modelle kennenlernen. Die genannten Behandlungsverfahren bilden die Grundlage der Heilungsstrategien, die Sie in diesem Buch kennenlernen werden. In den folgenden drei Kapiteln (3–5) werden Fallstudien vorgestellt, welche die wichtigsten C-PTBS-Symptome veranschaulichen und anhand derer die Anwendung jeweils geeigneter Behandlungsstrategien demonstriert wird. Dies ermöglicht Ihnen das Erlernen von Heilungsstrategien für die verschiedenen Symptomgruppen sowie die Beschäftigung mit Ansätzen, die bei Ihnen persönlich die beste Wirkung zu erzielen vermögen.

Zusammenfassung

Dieses Kapitel hat Ihnen Gelegenheit gegeben, Ihr Verständnis der C-PTBS und entwicklungsbezogener Traumafolgestörungen zu erweitern. Nehmen Sie sich nun ein paar Minuten Zeit für ein Resümee. Untersuchen Sie Ihre Notizen auf Anzeichen für depressive, intrusive und vermeidende Symptome in Ihrem Leben. Sie können auch untersuchen, wie Sie sich fühlen, während Sie sich die körperlichen Symptome der C-PTBS vergegenwärtigen. Was hat Ihnen Ihr neu erworbenes Wissen über die Verbindungen zwischen Streß, Traumata und emotionaler und körperlicher Gesundheit stärker zu Bewußtsein gebracht? Drücken Sie in Ihren eigenen Worten aus, welche Erkenntnisse Sie neu gewonnen haben.

KAPITEL 2

Die Behandlung komplexer PTBS

Dieses Kapitel informiert über die verschiedenen therapeutischen Ansätze, die sich zur Behandlung einer komplexen PTBS eignen. Es gibt keine Therapiemethode, die als einzige eine C-PTBS am besten zu heilen vermag. In der Regel nutzen Therapeuten Kombinationen verschiedener psychotherapeutischer Ansätze, die wir im folgenden untersuchen werden, darunter KBT, DBT, EMDR, Somatische (körperzentrierte) Psychotherapie und Achtsamkeitsübung und bieten sie alle im Kontext einer vertrauensvollen Beziehung an.

Ein Arbeitsbuch vermag eine Psychotherapie nicht zu ersetzen. Eine C-PTBS entsteht durch ein relationales Trauma, also durch die Schädigung einer Person durch eine andere. Deshab sind therapeutische Interventionen in diesem Fall dann am erfolgreichsten, wenn Patienten sich auf ihre Beziehung zu ihrem Therapeuten verlassen können. Falls Sie auf der Suche nach einem Therapeuten sind, kann diese Information Ihnen helfen, jemanden zu finden, mit dem zu arbeiten Ihnen zusagen würde. Grundsätzlich ist der wichtigste Aspekt einer solchen Suche, jemanden zu finden, bei dem Sie sich sicher fühlen, jemanden, den Sie für vertrauenswürdig, mitfühlend und verständnisvoll halten. Als Ergänzung zu einer Therapie wird das vorliegende Buch Ihnen helfen, selbst mehr Kraft zu gewinnen, im Kontakt mit Ihren Behandlern mehr Sachverstand einzubringen und im Erreichen Ihrer gesundheitlichen Ziele erfolgreicher zu sein.

Eine C-PTBS kann sehr schmerzhafte Emotionen hervorrufen. Falls etwas für Sie zu schmerzhaft oder zu unangenehm wird, können Sie dieses Buch jederzeit zur Seite legen. Folgen Sie Ihrer Intuition, wenn es darum geht, ein für Sie persönlich geeignetes Arbeitstempo zu finden. Es ist nichts dagegen zu sagen, wenn Sie den Prozeß verlangsamen, um mehr Zeit für die Integration neuer Informationen zu haben. Im übrigen rate ich Ihnen noch einmal, sich einen qualifizierten Therapeuten zu suchen, insbesondere wenn Sie merken, daß Sie offensichtlich mehr Hilfe benötigen, als jede Selbsthilfe Ihnen zu bieten vermag.

> »*Um zur Heilung zu gelangen, müssen Sie sich Ihrer Vergangenheit zuwenden und die Last Ihres Traumas verringern. Die Folge ist, daß Sie sich in geringerem Maße darauf einlassen, sich über Ihre Geschichte zu definieren, und daß Sie sich hinsichtlich Ihrer Zukunft mehr Möglichkeiten erschließen.*

Kognitiv-behaviorale Therapie (KBT)

Die Kognitiv-behaviorale Therapie wurde in den 1960er Jahren von Aaron Beck entwickelt, und sie wird noch heute als eine der wirksamsten Behandlungsformen bei PTBS angesehen. Die KBT hilft Patienten, die Beziehung zwischen Gedanken, Emotionen und Verhaltensweisen zu erkennen. Sie identifiziert verzerrte und belastende Gedanken und ersetzt sie durch zutreffendere und positivere Überzeugungen. Zwei Formen der KBT werden bei der Behandlung von PTBS besonders häufig eingesetzt: die *Expositionstherapie* und die *Cognitive Processing Therapy.*

Expositionstherapie

Bei der Expositionstherapie wird versucht, den Patienten durch wiederholtes Reden über die eigenen traumatischen Erinnerungen gegenüber dem Trauma zu desensibilisieren, bis das Gefühl, ihnen nicht gewachsen zu sein, nachläßt. So unangenehm es sich anfangs anfühlen mag, über ein erlebtes Trauma zu reden, kann es doch stärkend wirken, sich bewußt der eigenen

Vergangenheit zu stellen. Die KBT nutzt zur Beruhigung von Geist und Körper zusätzlich auch Entspannungs- und Atemübungen. Es wurden Befürchtungen geäußert, diese Methode könne in manchen Fällen zu direkt sein, weshalb einige Patienten durch ihre Anwendung retraumatisiert werden könnten. Wenn wir nach einer geeigneten Therapie für uns suchen, sollten wir unserem Instinkt vertrauen und uns zur Wehr setzen, falls wir eine Methode als unangenehm oder unwirksam empfinden, damit sich der Therapeut über die tatsächliche Situation im klaren ist und uns entsprechend unterstützen oder seine Vorgehensweise verändern kann.

Cognitive Processing Therapy (CPT)

Die *Cognitive Processing Therapy* verringert die Wirkung beängstigender Erinnerungen, indem sie solche Erinnerungen aktiviert und gleichzeitig neue Informationen vermittelt, die mit den bisher mit diesen Erinnerungen verbundenen Überzeugungen nicht in Einklang zu bringen sind. Beispielsweise wird die Überzeugung, daß Sie ein erlebtes Trauma selbst verschuldet haben, in Frage gestellt, wenn Sie realisieren, daß Sie zum Zeitpunkt des Geschehens noch ein Kind waren und deshalb gar nicht in der Lage waren, etwas falsch zu machen. Die CPT vermittelt Informationen über das Wesen von PTBS-Symptomen: Sie hilft Ihnen, sich Ihrer eigenen Gedanken und Gefühle bewußt zu werden; sie leitet Sie zur Integration neuer, positiverer Überzeugungen an; und sie ermutigt zur Aneignung neuer Fertigkeiten, die Einsichten in Aktivitäten verwandeln.

Negative Überzeugungen

Alle Formen der KBT untersuchen Ihre eventuell existierenden unkorrekten Überzeugungen. Besonders weit verbreitete negative Überzeugungen sind:

- Ich bin nicht liebenswert.
- Ich bin unwichtig.
- Ich bin wertlos.
- Ich verdiene es nicht, zu existieren.
- Ich gehöre zu nichts und niemandem.
- Ich bin hilflos oder machtlos.
- Ich kann niemandem vertrauen.
- Ich habe etwas Falsches/Böses getan.

Ein zentraler Aspekt dieser Art von Behandlung ist, negative Selbstaussagen durch positive Überzeugungen zu ersetzen. Beispiele hierfür sind:

- Ich bin liebenswert.
- Ich bin wichtig.
- Ich bin wertvoll.
- Ich habe überlebt.
- Ich gehöre dazu.
- Ich bin stark.
- Ich kann jetzt gefahrlos lieben und vertrauen.
- Ich kann aus meiner Vergangenheit lernen.

REFLEXION

Nehmen Sie sich Zeit, um sich die obige Liste negativer Überzeugungen genau anzuschauen. Mit welchen unter den Aussagen können Sie etwas verbinden? Reden Sie sich auch noch andere, hier nicht aufgeführte unzutreffende Überzeugungen ständig ein?

Mit welchen positiven Überzeugungen können Sie etwas anfangen? Notieren Sie noch einige weitere Überzeugungen dieser Art. Sie können entweder Punkte von der Liste wählen oder selbst positive Überzeugungen formulieren, die Ihnen als für Sie persönlich geeignet erscheinen.

DIE HEILENDE BEZIEHUNG

Ein zentrales Dilemma der C-PTBS besteht darin, daß der Sehnsucht nach Verbundenheit Erinnerungen entgegenstehen, denen zufolge Beziehungen potentiell gefährlich sind. Es kann sehr schwierig sein, positive Beziehungen zu anderen Menschen zu entwickeln. Anfangs gelingt es Ihnen vielleicht, Beziehungen dem Modell, das Sie schon kennen, entsprechend zu gestalten. Vielleicht stoßen Sie andere Menschen unabsichtlich von sich weg und sind später wütend, weil Sie nie jemand anruft. Vielleicht wählen Sie immer wieder Partner, die Sie schlecht behandeln, weil Ihnen diese Situatin tief innerlich vertraut ist.

Im Gegensatz dazu ermöglicht Ihnen eine heilende Beziehung (eine Beziehung zu einem Therapeuten, dem Sie vertrauen, kann dies für Sie sein), jede Rolle, die bei Ihnen dysfunktionale Dynamiken perpetuieren könnte, zu erkennen und Verantwortung dafür zu übernehmen. In einer vertrauensvollen Beziehung können Sie Ihre Ängste offen eingestehen und dann erkennen, daß Sie deshalb weder zurückgewiesen noch geschädigt werden. Dadurch lernen Sie allmählich, andere Menschen Ihre Verwirrung, Ihr Unbehagen, Ihre Wut, Trauer und Scham miterleben zu lassen.

Selbst in den gesündesten Beziehungen reißt in manchen Augenblicken die Verbindung zwischen den Partnern ab, oder Mißverständnisse entstehen. Eine heilende Beziehung ermöglicht Ihnen in solchen Situationen, in der Beziehung zu bleiben, bis die Verbindung wiederhergestellt ist. Auch wenn Konflikte niemandem angenehm sind, haben Konflikte ihren eigenen Wert, weil sie dazu beitragen, Ihr Nervensystem umzutrainieren, während Sie lernen, auf Ihre Fähigkeit zu vertrauen, interpersonale Herausforderungen zu bewältigen. Letztlich hilft dieser Prozeß Ihnen, Ihre Erwartungen hinsichtlich des Kontakts zu anderen Menschen zu verändern, die Ihnen die Entwicklung gesünderer Beziehungen ermöglichen.

Dialektisch-behaviorale Therapie (DBT)

Die *Dialektisch-behaviorale Therapie* (DBT) wurde in den 1980er Jahren als Variante des behavioralen Ansatzes speziell für die Behandlung der Borderline-Persönlichkeitsstörung entwickelt. Mittlerweile findet sie auch bei der

Behandlung anderer Störungen Verwendung und hat sich bei der C-PTBS als besonders nützlich erwiesen. Der DBT-Ansatz basiert auf Prinzipien der Philosophie des Zen-Buddhismus und bestimmter kontemplativer Praktiken. Beispielsweise bezieht sich der Begriff *dialektisch* auf die Synthese von Gegensätzen, einen zentralen Aspekt der Zen-Übung. Die wichtigste Dialektik der DBT ist das Spannungsverhältnis zwischen Akzeptieren und Veränderung, wobei anerkannt wird, daß das radikale Akzeptieren dessen, wer wir sind, eine zwingende Voraussetzung für Veränderung und Weiterentwicklung ist. Gewöhnlich besteht eine DBT-Behandlung aus Einzel- und/oder Gruppentherapiesitzungen, die auf die Entwicklung von Achtsamkeit, Emotionsregulation, Leidensfähigkeit und der Fähigkeit zu interpersonaler Kommunikation zielen.

Achtsamkeit

Im DBT-Kontext zielt die Entwicklung von Achtsamkeit darauf, den eigenen Geist zu beobachten und die Fähigkeit zu akzeptieren zu entwickeln. Wenn wir besser in der Lage sind zu akzeptieren, hilft uns das zu erkennen, daß unangenehme Erlebnisse uns nicht zwingen, Fluchttaktiken zu entwickeln oder defensiv zu reagieren. Die DBT hat den Begriff des »Weisen Geistes« *(wise mind)* geprägt, der für eine optimale Balance zwischen dem »vernünftigen Geist« (oder dem Denken) und dem »emotionalen Geist« (dem Fühlen) steht – für die Integration von Logik und Intuition, die helfen kann, sich ruhig und zentriert zu fühlen.

Emotionsregulation

Die durch die DBT vermittelten Emotionsregulationsfertigkeiten gründen in einem von Achtsamkeit und Akzeptieren geprägten Kontext. Es geht nicht darum, die eigenen Emotionen loszuwerden, sondern darum, das Leiden, das durch ineffektive Reaktionen auf Emotionen entsteht, zu verringern. Ein Beispiel ist, daß wir auf einen Partner, der uns unterstützt, aus Furcht oder Wut losgehen, obwohl der betreffende eigentlich nichts falsch gemacht hat – eine Reaktion, unter der sowohl wir selbst als auch unser Partner leiden. Die DBT verweist darauf, daß schwierige Emotionen nicht grundsätzlich destruktiv oder die Folge einer negativen Einstellung sind. Emotionen dieser Art sind dazu da, empfunden zu werden; und hier kommen Achtsamkeit und Akzeptieren ins Spiel. Die Emotionsregulation lehrt uns, zwischen Gefühlen und »Handlungsdrängen« zu unterscheiden, was uns dazu bringt, über unsere Gedanken und Emotionen zu reflektieren, statt daß wir uns vorschnell zu reaktivem Verhalten hinreißen lassen.

Die Fähigkeit, Leiden zu ertragen (distress tolerance)

Schmerz und Leiden gehören zum Leben, und es ist unmöglich, sie völlig zu vermeiden. Um das Ziel der DBT, Leiden besser zu ertragen, zu erreichen, müssen wir lernen, mit schmerzhaften Emotionen adäquat umzugehen. Manchmal ist es dazu erforderlich, die Realität so zu akzeptieren, wie sie ist, ohne Widerstand zu entwickeln oder das, was ist, verändern zu wollen. In anderen Fällen erfordert adäquates Handeln, daß wir bestimmte Dinge verändern, indem wir beispielsweise erkennen, wann es wichtig ist, daß wir uns aus einer unzuträglichen Situation zurückziehen.

Verbesserung der Kommunikation

Die Fertigkeiten, welche die DBT zur Verbesserung der Kommunikation lehrt, zielen auf die Stärkung der Selbstsicherheit, die Wahrung von Grenzen und die Bewältigung von Konflikten. Bei der Selbstsicherheit geht es darum, daß wir die Fähigkeit entwickeln, um das, was wir brauchen, auch dann zu bitten, wenn die Gefahr besteht, daß unsere Bitte abgelehnt wird. Selbstsicherheit zu entwickeln beinhaltet, das Selbstwertgefühl zu stärken. Zu den Fertigkeiten, welche die interpersonale Kommunikation verbessern, zählen das Erlernen eines sanften Umgangs mit Konflikten – was beispielsweise bedeutet, auf herabsetzende Äußerungen und Beschimpfungen zu verzichten, sich selbst und anderen Menschen gegenüber Respekt zu zeigen, auf faires Verhalten zu achten, sich zu entschuldigen, wenn man etwas falsch gemacht hat, und grundsätzlich bei der Wahrheit zu bleiben. Diese grundlegenden Fertigkeiten sind wichtige Voraussetzungen für die Entwicklung innerer Stärke und eines starken Selbstwertgefühls.

ÜBUNG

Schauen Sie sich einige verbreitete Mythen und irrige Vorstellungen über gute Kommunikation einmal genauer an:

- Wenn ich einen Fehler mache, beweise ich dadurch, daß ich schwach bin.
- Ich kann nur um etwas bitten, wenn ich schon vorher weiß, daß mir diese Bitte erfüllt werden wird.
- Wenn ich um etwas, das ich brauche, bitte, bin ich aufdringlich (schlecht, egoistisch).
- Nein zu sagen ist egoistisch.
- Ich fühle mich immer im Unrecht, wenn jemand auf mich wütend ist.
- Es ist wichtiger, auf die Erfüllung meiner Bedürfnisse zu verzichten, als nein zu sagen.

REFLEXION

Schreiben Sie in Ihren eigenen Worten auf, wie Sie diese Überzeugungen hinterfragen könnten. Fallen Ihnen nützlichere Möglichkeiten, diese Dinge zu sehen, ein?

Die EMDR-Therapie

Eye Movement Desensitization and Reprocessing (EMDR) wurde von Francine Shapiro entwickelt. Dies ist ein Therapieansatz, der Elemente verschiedener anderer Ansätze umfaßt. Die EMDR-Therapie ist so strukturiert, daß sich

GRUPPENTHERAPIE

Eine Gruppentherapie hat gegenüber einer Einzelbehandlung einige sehr wertvolle Vorteile. Sich einer Gruppe anzuschließen mag anfangs beängstigend sein; doch meist überwiegen am Ende die Vorteile die Risiken. Beispielsweise helfen Ihnen Gespräche über Ihr Trauma mit Menschen, die ähnliches erlebt haben, sich mit Ihrer Vergangenheit wohler zu fühlen, und verringern Ihr Gefühl der Isolation. So können Sie Beziehungen zu anderen aufbauen, die verstehen, was Sie durchlitten haben, und dadurch wird Ihnen klar, daß Sie nicht allein sind.

Manchmal ist es wichtig, zunächst in einer Einzeltherapie zu lernen, sich im Austausch mit einem anderen Menschen der Verletzlichkeit auszusetzen, bevor man sich einer Therapiegruppe anschließt. Häufig nehmen Patienten auch gleichzeitig an einer Gruppen- und einer Einzeltherapie teil. Im übrigen gibt es zwei Arten von Gruppen: Psychoedukative Gruppen zielen auf den Erwerb von Fertigkeiten, indem sie sich darauf konzentrieren, Achtsamkeit, Leidensfähigkeit, Emotionsregulation und den Umgang mit interpersonalen Beziehungen zu kultivieren; Prozeßgruppen hingegen nutzen die Interaktionen mit anderen Teilnehmern, um Vertrauen zu entwickeln, Feedback zu geben und entgegenzunehmen und Konflikte in Echtzeit durchzuarbeiten.

Wir alle brauchen einander, um Verletzungen zu heilen, die wir uns in unseren Beziehungen zuziehen. Leider besteht in unserer Kultur eine Art kollektiven blinden Flecks, was schmerzhafte Emotionen angeht – ein Stigma, das sogar in gesunden Familien seine Wirkung entfaltet. Vielleicht hat man Ihnen beigebracht, realen Schmerz als marginal darzustellen, so zu tun, als sei alles in Ordnung, obwohl das gar nicht der Fall ist, oder Gefühle zu überspielen. Um zur Heilung gelangen zu können, müssen Sie sich von Ihrer Konditionierung, sich zu verstecken, lösen und erkennen, daß andere sich ebenso wie Sie selbst nach authentischer Präsenz sehnen. Therapiegruppen bieten Sicherheit in einer Gemeinschaft, in der Menschen sich öffnen und ihre Heilung fördern können.

eine PTBS mit ihrer Hilfe durch das Identifizieren als Trigger wirkender Erinnerungen, Emotionen, Überzeugungen und Empfindungen diagnostizieren läßt. EMDR basiert auf der Auffassung, daß wir alle bei ausreichender Unterstützung traumatische Ereignisse verarbeiten und verdauen können. Dies hat zur Folge, daß wir in der Lage sind, uns von unserer übertriebenen Selbstkritik und unseren schmerzhaften Emotionen zu befreien.

Ein acht Phasen umfassendes Behandlungsmodell

Das Modell, das der EMDR-Therapie zugrundeliegt, unterteilt die Behandlung in acht Phasen. Die ersten dieser Phasen bereiten auf die Verarbeitung des Traumas vor, indem sie traumatische Erinnerungen und die mit ihnen verbundenen negativen Überzeugungen identifizieren. Anschließend wird die Lebensgeschichte des Patienten untersucht, wozu ein gründlicher Blick auf seine Symptome geworfen wird. Beispielsweise werden Gefühle der Unsicherheit als Symptome, die in lebensgeschichtlichen Ereignissen wurzeln, verstanden. In der Desensibilisierungsphase wird der Zustand dualen Gewahrseins genutzt, indem der Patient aufgefordert wird, sich seines Erlebens im gegenwärtigen Augenblick bewußt zu bleiben und sich gleichzeitig Erinnerungen an das traumatische Ereignis zu vergegenwärtigen. Die duale Aufmerksamkeit wird mittels Stimulation in Form von Augenbewegungen, wandernden Signaltönen und anderen zwischen linker und rechter Körperseite wechselnden Signalen verstärkt. In späteren Phasen einer EMDR-Therapie geht es darum, positive Überzeugungen zu stärken.

Ressourcen für eine EMDR-basierte Traumabehandlung

In der Vorbereitungsphase einer EMDR-Therapie wird an der Entwicklung von Ressourcen gearbeitet, mit dem Ziel, sich mit beängstigenden und manchmal überwältigenden traumabezogenen Erinnerungen auseinanderzusetzen. Zu diesen Ressourcen können zählen:

- **Sicherer Ort** Sie identifizieren einen Ort, der entweder real oder nur in Ihrer Vorstellung existiert. An ihm fühlen Sie sich sicher, wodurch Ihr Körper und Geist einen Bezugspunkt haben, der Entspannung und Behagen fördert.
- **Containment** Hier kreieren Sie einen imaginären Behälter: einen Ort oder Gegenstand, der so groß und stark ist, daß er schmerzhafte Gedanken, Gefühle und Erinnerungen bergen kann. Der Container soll in Zeiten genutzt werden, in denen nicht aktiv an traumatischen Erinnerungen gearbeitet wird.
- **Verbündete** Hier geht es darum, nur in der Vorstellung existierende oder reale Wesen zu identifizieren, die Sie mit nährender Zuwendung, Schutz

und Weisheit assoziieren. Verbündete können Menschen, Tiere oder spirituelle/religiöse Gestalten sein.

Zukunftsinstallation

EMDR verarbeitet nicht nur vergangene Ereignisse, sondern stellt auch fest, welche positiven Überzeugungen erforderlich sind, um einem Patienten in der Gegenwart mehr Wahlmöglichkeiten zu erschließen. Unterliegt ein Mensch beispielsweise nicht mehr der falschen Vorstellung, er sei nicht liebenswert, kann er eine neue positive Überzeugung des Inhalts entwickeln und integrieren, daß er es durchaus wert ist, geliebt zu werden.

ÜBUNG

Einen sicheren oder friedlichen Ort visualisieren zu können ist eine wichtige Ressource, die es Ihrem Körper und Geist ermöglicht, sich von den Nachwirkungen von Streß und Traumata zu befreien. Vergegenwärtigen Sie sich einen Ort, der Sie ein Gefühl der Sicherheit und des Friedens erleben läßt. Dabei kann es sich um einen realen Ort handeln, an dem Sie einmal gewesen sind, oder um eine Szene aus einem Film oder um etwas, das Ihrer Vorstellung entspringt. Einige Menschen entscheiden sich für einen Ort in der Natur, der ihnen besonders gefällt, etwa am Meer oder an einem Fluß. Andere ziehen es vor, sich ein Tier, das ihnen besonders gefällt, oder einen geliebten Menschen vorzustellen. Entscheidend hinsichtlich der Vorstellung eines sicheren Ortes ist, daß Sie diesen wirklich als sicher empfinden. Sie können Ihre Vorstellung von einem solchen Ort mit Hilfe Ihrer Sinne verstärken. Was sehen Sie? Was hören Sie? Und wie riecht, was Sie sich vorstellen?

Wenn Sie ein Bild von einem sicheren Ort entwickeln, werden Sie möglicherweise feststellen, daß Ergänzungen notwendig sind – was bedeutet, daß Ihre Gedanken sich als hinderlich erweisen können. Beispielsweise hatte sich eine Frau ihren sicheren Ort als Wiese mit Wildblumen vorgestellt. Während ihrer Visualisation tauchte plötzlich ein Löwe in der Szene auf und beeinträchtigte ihr Gefühl der Sicherheit. Störungen an Ihrem sicheren Ort signalisieren, daß Sie etwas tun sollten, um Ihr Sicherheitsgefühl zu verstärken. Im geschilderten Fall umgaben wir die Wiese mit einer Mauer und stellten Wachen auf, die verhindern sollten, daß Eindringlinge die Wiese betraten. Sie können Ihre eigene Visualisation durch Einbeziehung von Beschützern und nährenden Personen verbessern oder indem Sie Tiere, die als Verbündete fungieren, in Ihren imaginierten sicheren Ort integrieren.

REFLEXION

Nehmen Sie sich ein wenig Zeit, um schriftlich festzuhalten, wie Sie sich Ihren sicheren Ort vorstellen. Indem Sie sich Ihren sicheren Ort regelmäßig vorstellen, stärken Sie Ihre Fähigkeit, nötigenfalls zu dem mit dieser Vorstellung verbundenen positiven Gefühl in Verbindung zu treten.

Somatische Psychotherapie

Somatisch orientierte Therapieansätze konzentrieren sich auf den Körper, nicht auf den Geist. Therapien wie das von Peter Levine entwickelte *Somatic Experiencing*® und die von Pat Ogden entwickelte *Sensumotorische Psychotherapie* nutzen das Körpergewahrsein zur Auflösung der psychischen und physiologischen Auswirkungen traumatischer Ereignisse. Vernunft und Logik allein reichen zur Behandlung von Traumata selten aus. Bei beängstigenden Erlebnissen wird unsere Atmung schneller, und im ganzen Körper bauen sich Spannungen auf. Um Traumata zu verarbeiten, müssen wir atmen und uns bewegen. Doch in unserer Kultur ist die Neigung verbreitet, angesichts von Traumata zu verstummen. Wird das Körpergewahrsein nicht in die Traumaverarbeitung einbezogen, leidet unsere Fähigkeit, angeborene Heilkräfte zu nutzen. Somatisches Gewahrsein, das Gewahrsein der Empfindungen unseres eigenen Körpers, ermöglicht uns, zu erkennen, wann unsere traumatische Vergangenheit keine Macht mehr über uns hat.

Somatisches Gewahrsein

Somatisch orientierte Psychotherapeuten lenken die Neugier ihrer Patienten auf deren eigene Körperempfindungen. Inmitten starker Emotionen eine Verbindung zum eigenen Körper aufrecht zu erhalten, hilft Patienten, ihre Emotionen zu regulieren und adäquater darauf zu reagieren. Durch Fokussieren des Gewahrseins auf physische Anspannung und das Muster der Atmung wird der Heilungsprozeß initiiert.

Sequencing

Der Begriff *Sequencing* bezeichnet die Bewegung der Anspannung vom Zentrum des Körpers in Richtung der Gliedmaßen. Diese kann unwillkürlich vonstatten gehen, aber auch durch achtsame Bewegungen gefördert werden, beispielsweise indem man dem Drang, etwas zu bewegen, nachgibt. Sequencing ermöglicht, Muster der Anspannung, die durch die Kampf-, Flucht- oder Erstarrungsreaktionen des Körpers entstehen, aufzulösen. Manchmal wird das Sequencing in Form eines Zitterns in den Armen oder Beinen sichtbar. In anderen Fällen erleben Patienten es als Bewegungsmuster, wie es in Julies Geschichte zu erkennen ist:

> *Julie war als Kind sexuell mißbraucht worden. Während sie über ihre Vergangenheit sprach, verspürte sie den Impuls, sich zusammenzukauern und vorzubeugen. Sie rollte sich vorsichtig zu einem festen Ball zusammen, als wollte sie sich verstecken. Nach einigen Minuten bemerkte sie das Bedürfnis, die Arme auszustrecken und mit den Beinen Tretbewegungen auszuführen. Ganz allmählich wurden diese schützenden Bewegungen stärker. Nachdem sie sich wieder beruhigt hatte, beschrieb sie ein neuartiges Körpergefühl. Sie fühlte sich sowohl stärker als auch ruhig.*

MIT ANTEILEN ARBEITEN

Die Behandlung einer komplexen PTBS erfordert häufig sogenannte »Teile-Arbeit«, die hilft, vermeidende, intrusive und depressive Symptome zu verstehen. Dieser oft Ego-State-Therapie genannte Ansatz basiert auf der Vorstellung, daß Menschen separate Anteile (auch Ichzustände genannt) entwickeln, um mit unerwünschten oder inakzeptablen Gefühlen und Erinnerungen zurechtzukommen. Ichzustände spiegeln oft traumatische Erlebnisse in jüngeren Entwicklungsphasen. Deshalb fühlen wir uns manchmal wie ein verletztes Kind oder wie ein rebellischer Teenager. Anteile können aber auch die Verinnerlichung eines Mitglieds der Ursprungsfamilie repräsentieren. So kann ein innerer Kritiker ein sogenanntes Introjekt eines kritisierenden Elternteils sein.

Es gibt viele Therapien, die mit Anteilen arbeiten. Wir werden hier aber nur einen kurzen Blick auf die Arbeit mit dem *System der inneren Familie* werfen (*Internal Family Systems* – IFS), die Richard Schwartz entwickelt hat. Er unterscheidet drei Arten von Anteilen:

- **Verbannte** tragen die Lasten des Traumas. Diese Anteile trennen wir vom Bewußtsein, um uns von schmerzhaften Erinnerungen und Emotionen wie Rage, Abhängigkeit, Scham, Furcht, Einsamkeit oder Trauer zu distanzieren. Oft werden solche Anteile als sehr jung empfunden.
- **Manager** versuchen, die Person vor Gefühlen der Verletzlichkeit zu schützen, indem sie sich bemühen, die Kontrolle zu behalten. Sie sind häufig sehr starr und selbstkritisch oder beharren auf der Erfüllung fester Rollen wie denjenigen der Planung und der Fürsorge.
- **Feuerbekämpfer** agieren aus, um zu verhindern, daß Verbannte in Erscheinung treten. Diese Anteile nutzen schädliche Substanzen, Selbstschädigungen und Dissoziation, um von ihrer emotionalen Verletzlichkeit abzulenken.

Ziel der IFS-Therapie ist, die Beziehung zum Selbst, die Schwartz als Zentrum unseres Seins bezeichnet, zu entwickeln. Wenn unser Leben von diesem Zentrum ausgeht, können wir ruhig, zuversichtlich und mitfühlend sein. Das Selbst ist unsere persönliche Quelle der Weisheit und inneren Wissens. Sind wir im Selbst verwurzelt, können wir unsere übrigen Anteile regulieren, und dies ermöglicht die Entstehung eines inneren Empfindens von Vertrauen, Harmonie und Verbundenheit.

Erdung

Als *Erdung* wird die Fähigkeit bezeichnet, den eigenen Körper zu spüren. Die Füße stehen dabei fest auf dem Boden, und dadurch beruhigt sich das Nervensystem. Die Erdung spielt bei somatisch orientierten Psychotherapien eine zentrale Rolle. Sie ist eine wichtige Ressource bei Traumata und Zuständen starken emotionalen Aufruhrs. Unsere Sinne (Hören, Sehen, Riechen, Schmecken und Berühren) sind Werkzeuge, die uns helfen können, uns im gegenwärtigen Augenblick zu verankern.

ÜBUNG BODY-SCAN

Ein *Body-Scan* hilft, somatisches Gewahrsein zu entwickeln. Probieren Sie diese Übung einmal aus:

- Setzen Sie sich bequem auf einen Stuhl oder ein Kissen, so daß Sie einige Minuten lang in dieser Position bleiben können. Es geht bei dieser Übung darum, den eigenen Körper wahrzunehmen, ohne darüber zu urteilen. Nehmen Sie sich beim Lesen der folgenden Instruktionen jeweils einen Moment Zeit, um sich in die genannten Körperbereiche hineinzuversetzen und das Gewahrsein Ihrer Empfindungen und dessen, was Sie erleben, zu verstärken.
- Richten Sie Ihre Aufmerksamkeit zuerst auf den Atem. Schaffen Sie Raum für alles, was Sie fühlen, einschließlich der Bereiche, in denen Sie Anspannung, Schwere oder Beengung empfinden.
- Richten Sie Ihr Gewahrsein nun auf die Füße, die Beine und das Becken. Achten Sie auf Empfindungen in den Muskeln und auf der Haut in diesen Bereichen.
- Atmen Sie dann tief, richten Sie die Aufmerksamkeit auf den Rumpf, und werden Sie Ihrer Empfindungen im Bauch und Unterrücken bewußt. Nehmen Sie auch Ihre Wirbelsäule und Empfindungen im Brustbereich und im Oberrücken wahr.
- Fokussieren Sie nun auf Schultern, Arme und Hände, und achten Sie dabei darauf, wo Sie sich angespannt und wo entspannt fühlen.
- Wechseln Sie mit Ihrer Aufmerksamkeit dann zum Hals, zur Kehle und

zum Gesicht. Achten Sie auf Augen, Mund und Zunge sowie ganz generell auf eventuelle Empfindungen im Kopfbereich.
- Bringen Sie den Body-Scan zum Abschluß, indem Sie sich einen Moment Zeit nehmen, um Ihren Körper insgesamt wahrzunehmen.

Der Body-Scan soll Ihnen zunächst die Spannungsmuster in Ihrem Körper bewußter machen. Aufgrund dieses verstärkten Gewahrseins können Sie entweder Ihre Neugier bezüglich Ihrer Empfindungen vertiefen oder Ihre Anspannung mit Hilfe von Entspannungstechniken auflösen.

Es ist nützlich, den Body-Scan regelmäßig zu wiederholen, um Ihr Körpergewahrsein zu verstärken und sich dadurch zur Heilung geleiten zu lassen.

REFLEXION

Notieren Sie sich ein paar Sätze über das, was Sie erlebt haben.

Wenn Sie z. B. bemerken, daß Ihre Schultern angespannt sind, können Sie die damit verbundenen Empfindungen verstärken, indem Sie die Schultern ein wenig in Richtung der Ohren hochziehen. Drücken Sie die Schultern hoch, und achten Sie darauf, wie Sie sich fühlen, wenn Sie die Anspannung verstärken. Welche Emotionen tauchen dann auf? Welche Gedanken stellen sich ein? Lassen Sie die Schultern anschließend bewußt wieder locker. Achten Sie auf gegensätzliche Empfindungen. Was nehmen Sie wahr?

Komplementär- und Alternativmedizin

Interventionen aus den Bereichen der Komplementär- und Alternativmedizin wie Entspannung, Achtsamkeitsübungen und Yoga werden in vielen psychotherapeutischen Behandlungszentren und Krankenhäusern zur Unterstützung von PTBS-Behandlungen eingesetzt. Sie wirken regulierend auf das Autonome Nervensystem (ANS). Dieses besteht aus einem sympathischen (SNS) und einem parasympathischen (PNS) Zweig. Im Optimalfall können Sie das Gleichgewicht in Körper und Geist wiederherstellen, indem Sie sich zu beruhigen versuchen, wenn Sie Angst empfinden, und von Ihrer Fähigkeit sich auszuruhen profitieren. Im Falle einer C-PTBS reagieren Menschen jedoch häufig irrational oder realitätsfern auf Situationen. In solchen Augenblicken können Gefühle der Sorge, Frustration oder Hoffnungslosigkeit die Fähigkeit der Betroffenen, sich auf angemessene Weise um sich selbst und ihre Beziehungen zu kümmern, beeinträchtigen.

Als Mary zur Therapie kam, berichtete sie, sie kämpfe mit Gefühlen der Unsicherheit und des Mangels an Vertrauen. Sie erklärte, sie verschicke im Laufe eines Tages häufig SMS-Botschaften an ihren Freund oder rufe ihn an. Sie wisse natürlich, daß er arbeiten müsse und wenig Zeit habe, so daß er nicht ständig sein Handy im Auge behalten könne. Sie könne sich aber einfach nicht entspannen. Bei ihr entstehe allmählich die Angst, daß er vor habe, sich wegen einer anderen Frau von ihr zu trennen. Während ihre Angst stärker werde, fühle sie sich wütend und im Stich gelassen. Manchmal rege sie sich so sehr auf, daß sie ihn immer wieder anrufe und ihm SMS schicke, bis er ihr schließlich seine Liebe versichere. Gelinge es ihr jedoch nicht, bei ihm eine Reaktion hervorzurufen, ziehe sie sich schließlich zurück und betäube sich, in dem sie fernsehe, bis er nach Hause komme. Dann jedoch fühle sie sich so verletzt und sei so wütend, daß sie ihn verstoße, obwohl sie dies gar nicht wolle.

Die von Mary geschilderte Situation zeigt einen häufigen Verlauf der Entwicklung von Verlassenheitsgefühlen, Angst und Erschöpfung und wie diese von uns Besitz ergreifen können, wenn es uns nicht möglich ist, ruhig und achtsam zu bleiben. Wir werden uns im folgenden ein wenig mit den physio-

POSITIVE PSYCHOLOGIE UND RESILIENZ

Die Positive Psychologie konzentriert sich auf die Stärken und Fähigkeiten von Menschen, statt darauf, ihre Defizite zu diagnostizieren. Im Falle der Behandlung einer PTBS geht die Positive Psychologie davon aus, daß Menschen trotz einer Traumavorgeschichte über Resilienz verfügen. Sie sind gut in der Lage sich anzupassen und werden durch widrige Situationen sogar gestärkt. Beispielsweise berichten viele Traumatisierte über ihr verstärktes Bemühen um Glück und um einen Lebensweg, der einen bestimmten Sinn und Zweck zu realisieren versucht.

Resilienz ist kein Charakterzug, den Menschen entweder haben oder nicht haben. Es handelt sich eher um ein Konglomerat von Strategien, die jeder Mensch erlernen und nutzen kann. Zu diesen Strategien zählen:

- Eine auf Weiterentwicklung zielende Geisteshaltung zu kultivieren, in der Sie daran glauben, daß Sie sich sowohl durch positive als auch durch negative Ereignisse weiterentwickeln können.
- Mit einer Gemeinschaft verbunden zu bleiben, statt sich zu isolieren.
- Schwierige Emotionen erfolgreich durchzuarbeiten.
- An die Fähigkeit zu glauben, den Verlauf des eigenen Lebens im Hier und Jetzt steuern zu können.
- Die körperliche Gesundheit mittels Bewegung und Körpertraining zu stärken.
- Ein Tagebuch zu führen und sich kreativen Aktivitäten zu widmen, um den Selbstausdruck zu fördern.

Der Resilienz ist am meisten gedient, wenn Sie sich Tag für Tag der Förderung Ihrer körperlichen, psychischen, emotionalen, sozialen und spirituellen Gesundheit widmen. Schon durch kleine Aktivitäten können Sie Ihre Resilienz verbessern, etwa indem Sie einen Freund anrufen, fünf Minuten lang etwas in Ihr Tagebuch schreiben oder einen kurzen Spaziergang unternehmen. Obwohl jede dieser Aktivitäten Ihnen als unbedeutend erscheinen mag, können sie in ihrer Summe erheblich dazu beitragen, daß Sie sich stark, entspannt, fähig und besser mit anderen Menschen verbunden fühlen. Die in diesem Arbeitsbuch beschriebenen Übungen zielen alle darauf, Ihre Resilienz zu entwickeln und bei Ihnen eine positive Geisteshaltung zu stärken.

logischen Strukturen beschäftigen, die dieser abwärts gerichteten Spirale zugrunde liegen.

Der *Vagusnerv* spielt bei der Regulation des ANS eine zentrale Rolle, weil er das Gehirn mit dem Verdauungssystem, dem Herzen, der Lunge, der Kehle und den Gesichtsmuskeln verbindet. Stephen Porges hat die *Polyvagal-Theorie* entwickelt, nach der unser Nervensystem den Verlauf unserer neuronalen Entwicklung in drei unserer evolutionären Entwicklung entsprechenden Stadien spiegelt:

- Auf das Erleben eines belastenden Ereignisses reagiert unser ANS, indem es durch die Mobilisierung des SNS eine Kampf- oder Fluchtreaktion auslöst. Dieser Vorgang soll uns schützen und uns in einen Zustand der Sicherheit zurückversetzen.
- Wenn wir eine belastende Situation nicht auflösen können oder wenn wir mit einem lebensbedrohlichen Ereignis konfrontiert sind, greifen wir auf ältere Mechanismen zurück, die vom *dorsal-vagalen Komplex* (DVK) aufrechterhalten werden. Dieser parasympathische Zweig des Vagusnervs bremst das SNS abrupt ab, indem er immobilisierende Defensivreaktionen wie Erschöpfung, Depression oder Dissoziation fördert – wobei Phänomene wie Ohnmacht und Scheintod auftreten können.
- Zur Regulierung des ANS müssen wir den evolutionsgeschichtlich zuletzt entstandenen parasympathischen Zweig des Vagusnervs, den *ventral-vagalen Komplex* (VVK) nutzen, der auch soziales Nervensystem genannt wird. Dieser wirkt auf die sympathische Aktivierung wie eine sehr differenzierte Bremse und hat einen beruhigenden und besänftigenden Einfluß.

Sowohl der DVK als auch der VVK entfaltet parasympathische Aktivitäten, die auf das SNS hemmend wirken. Die hemmende Wirkung des DVK auf das SNS ist eine negative, die in Form von Dissoziation, Hilflosigkeit und Verzweiflung zum Ausdruck kommt und schwerwiegende Auswirkungen auf die psychische und physische Gesundheit haben kann. Der VVK hingegen verbessert die physische Gesundheit und das emotionale Wohlbefinden eher, weil er uns ermöglicht, uns auszuruhen, zu verdauen und uns durch die Förderung von Gefühlen der Sicherheit und Verbundenheit zu entspannen.

Man kann sich diesen Vorgang besser vorstellen, indem man an ein kleines Kind denkt, das von seiner primären Bezugsperson getrennt wurde. Zunächst weint es und klammert – typische Begleiterscheinungen von Trennungsangst. Wird der Kontakt des Kindes zu seiner primären Bezugsperson wieder ermöglicht oder wird es von einem anderen Erwachsenen beruhigt, löst sich sein Kummer auf, und es ruht sich aus oder spielt. Aber was geschieht, wenn das Weinen des Kindes keine fürsorgliche Reaktion auslöst und die Verbindung zu seiner primären Bezugsperson nicht wiederhergestellt wird? Manchmal entwickelt es dann die Fähigkeit, sich selbst zu beruhigen, aber wenn das nicht eintritt, bleibt sein Kummer bestehen. Gelingt es ihm nicht, durch sein Schreien und Weinen zu erreichen, daß das Gefühl der Verbundenheit und Sicherheit wiederhergestellt wird, verfällt es in einen Zustand der Hilflosigkeit oder schläft erschöpft ein.

Unser soziales Nervensystem wird durch wiederholte Nutzung gestärkt. Im Idealfall wird es schon in der frühen Kindheit durch eine liebevolle und zuverlässige primäre Bezugsperson trainiert. Ist es hingegen schon früh zu Vernachlässigung, Mißbrauch oder Mißhandlungen gekommen, hat ein solches Training nicht stattgefunden, und es ist sehr wichtig, das soziale Nervensystem auf andere Weise zu entwickeln. Dies kann in einer gesunden Beziehung im Erwachsenenalter geschehen, z. B. in einer Beziehung zu einem Psychotherapeuten. Auch Entspannungstechniken und Achtsamkeitsübungen, T'ai Chi, Qigong und Yoga stärken das soziale Nervensystem.

» *Resilienz ist kein Charakterzug, den Menschen entweder haben oder nicht, sondern wird durch verschiedene Strategien gefördert, die jeder Mensch erlernen und üben kann.*

Entspannungstechniken

Entspannungstechniken sind für die Heilung von C-PTBS sehr nützlich. Zu den bekanntesten und am besten erforschten zählen Progressive Muskelentspannung (PMR), Visualisation und Zwerchfellatmung. Alle diese Praktiken zielen darauf, den Körper zu beruhigen. Bei der PMR spannt man verschiedene Muskelgruppen im ganzen Körper (z. B. Arme, Beine, Rumpf, Hals) an

DAS GOLDILOCKS-PRINZIP

Will man das Nervensystem beruhigen, muß man die Fähigkeit entwickeln, Erregungszustände zu spüren und sinnvoll darauf zu reagieren. Auf diese Weise können wir erkennen, daß es uns »zu heiß« ist, wenn wir sehr angespannt, ängstlich, reizbar oder in Panik sind; und wir merken, daß es uns »zu kalt« ist, wenn wir uns verschlossen, depressiv oder hoffnungslos fühlen. Nützliche Regulierungspraktiken zielen entweder auf Entspannung oder auf Regeneration, je nachdem, was wir brauchen, damit wir uns wieder »genau richtig« fühlen.

und entspannt sie dann wieder. Beim Visualisieren werden Erinnerungen an Situationen reaktiviert, in denen man sich entspannt fühlte, um dem Körper zu gestatten, dementsprechend zu reagieren. Langsame und rhythmische Zwerchfellatmung oder »Bauchatmung« wirkt beruhigend, wenn sich der Körper in einer Kampf- oder Flucht-Reaktion befindet.

Achtsamkeit

Achtsamkeit beinhaltet im Rahmen einer Psychotherapie, durch bestimmte Übungen das Gewahrsein des gegenwärtigen Augenblicks zu fördern, eine nicht-urteilende Geisteshaltung zu entwickeln, auf Körperempfindungen zu fokussieren, Entspannungstechniken anzuwenden und sich in der Wahrnehmung von Atemmustern zu üben. Achtsamkeit hat viele erwiesenermaßen positive Auswirkungen auf die psychische und physische Gesundheit. Zwei besonders bekannte Programme sind die *Achtsamkeitsbasierte Streßreduktion* (MBSR), die Jon Kabat-Zinn für den Umgang mit Streß und Angst entwickelt hat, und die *Achtsamkeitsbasierte kognitive Therapie* (MBCT), die Zindel Segal mit Kollegen entwickelt hat, eine Methode, die versucht, die Achtsamkeitsübung für die Behandlung der Major-Depression zu nutzen. Untersuchungen über den Effekt der Achtsamkeitsübung haben gezeigt, daß sich mit ihr Verbesserungen bei Angststörungen, Depression, Schlafstörungen, Asthma, chronischen Schmerzen, Fibromyalgie, Herzkrankheiten, Magen-Darm-Krankheiten und Diabetes erreichen lassen.

Therapeutisches Yoga

Yoga ist nicht nur eine Dehnmethode, sondern auch eine Möglichkeit, Körperhaltungen im Kontext von Achtsamkeit, bewußtem Atmen und somatischem (körperlichem) Gewahrsein zu erforschen. Man widmet sich dieser Übungsmethode mit der Intention, des eigenen Erlebens von Augenblick zu Augenblick bewußt zu werden und gleichzeitig Selbstmitgefühl zu entwickeln. Therapeutisches Yoga interessiert sich weniger dafür, wie eine bestimmte Yogahaltung von außen betrachtet »wirkt« – was im übrigen ohnehin schaden kann, wenn Menschen zu Selbstkritik oder Perfektionismus neigen. Zu den zentralen Elementen einer therapeutisch orientierten Yogapraxis zählen vielmehr eine Umgebung, in der man sich emotional und körperlich sicher fühlt, möglichst wenig in Spiegel zu schauen und eine sanfte, nichturteilende Atmosphäre zu fördern.

» *Der sichere Ort einer Frau war die Küche ihrer Großmutter. Sie sah die Tapete des Raumes und das durch das Fenster fallende Licht vor sich. Sie erinnerte sich daran, wie sie beim gemeinsamen Plätzchenbacken mit ihrer Großmutter geredet und gelacht hatte. Sie stellte sich den Duft der Plätzchen im Backofen vor. Dies alles ließ die Erinnerung an die entspannende Situation wieder lebendig werden und ermöglichte der Frau, sich im gegenwärtigen Augenblick sicher und friedvoll zu fühlen.*

Insbesondere *traumasensibles Yoga* wirkt sich positiv auf die Behandlung von PTBS aus. Die Teilnahme an einem Kurs für traumasensibles Yoga ist als Ergänzung zu einer auf PTBS fokussierten Psychotherapie sehr zu empfehlen. Die physische Yogapraxis ermöglicht, den Körper zu stärken, indem man Yogahaltungen im Stehen wie die Kriegerhaltung oder den herabschauenden Hund übt. Regenerierende Yogahaltungen wie die Kindhaltung zielen auf eine entgegengesetzte Wirkung: die Kunst der Hingabe und des Loslassens. Die Teilnahme an einem Yogakurs hat noch weitere positive Auswirkungen, indem sie unter anderem ein Gemeinschaftsgefühl fördert und so das mit einer PTBS so häufig verbundene Gefühl der eigenen Isolation verringert.

FÜNF FALSCHE VORSTELLUNGEN ÜBER ACHTSAMKEIT

Einige falsche Vorstellungen über Achtsamkeit lassen Menschen vor der Nutzung dieses so heilend wirkenden Werkzeugs zurückschrecken. Wir schauen uns diese Irrtümer im folgenden ein wenig genauer an.

1 **Achtsamkeit hat etwas mit Religion zu tun.** Man braucht kein Buddhist zu sein, um sich in Achtsamkeit zu üben. Achtsamkeit ist eine Übung der Neugier und nicht-urteilender Selbstbeobachtung, die jeder Mensch für sich nutzen kann.

2 **Achtsamkeit ist Meditation.** Obwohl Meditation ermöglicht, sich in Achtsamkeit zu üben, sind Meditation und Achtsamkeit nicht zwingend gleichbedeutend. Achtsamkeit zielt darauf, überall und immer gewahr zu bleiben. Man kann sich in Achtsamkeit üben, während man ißt, das Geschirr spült, spazieren geht oder ein Gespräch führt.

3 **Achtsamkeit hat etwas mit Erleuchtung zu tun.** Achtsam zu sein beinhaltet nicht, daß man klüger oder besser als andere Menschen oder gar übermenschlich ist. Achtsamkeit fördert oft eine zutiefst demütige Haltung, weil wir durch sie die Fähigkeit entwickeln, ehrlich über unser Menschsein und die einfachen Dinge, die uns umgeben, und die wir vorher nie wahrgenommen haben, nachzudenken.

4 **Achtsamkeit wirkt entspannend.** Das mag manchmal so sein, aber es ist nicht immer so. Die Aufmerksamkeit zu fokussieren kann unser Gewahrsein turbulenter Emotionen oder von Konflikten, die wir vielleicht bisher vermieden haben, verstärken. Aber Achtsamkeit kann uns auch die Werkzeuge an die Hand geben, die wir brauchen, um bewußter mit schwierigen Erlebnissen umzugehen.

5 **Achtsamkeit hat nichts mit Selbstverbesserung zu tun.** Es ist völlig normal, während der Achtsamkeitsübung abgelenkt zu werden. Statt dann auf die eigene Reaktion frustriert zu reagieren, sollte man sich in solchen Momenten darin üben, die Aufmerksamkeit wieder auf den Atem und den gegenwärtigen Augenblick zu richten.

ÜBUNG

Die Atmung zu beeinflussen ist eine der am schnellsten wirkenden Möglichkeiten der Beruhigung des Nervensystems. Bei der hier empfohlenen Atemübung geht es darum, die Atmung zu verlangsamen, um Körper und Geist zu beruhigen und die Entspannung zu fördern. Die Zeitspanne des Ein- und Ausatmens soll gleich lang sein. Zählen Sie beim Ein- und Ausatmen zunächst jeweils bis vier. Diese Zeitspanne können Sie verlängern (indem Sie über vier hinaus zählen), wenn Sie mit der Übung vertrauter geworden sind.

Setzen Sie sich bequem hin. Dazu können Sie einen Stuhl, ein Kissen oder den Boden wählen, was immer Ihnen ermöglicht, in den nächsten Minuten bequem zu sitzen. Lassen Sie sich ein wenig Zeit, um sich Ihre Körperempfindungen zu vergegenwärtigen. Fallen Ihnen irgendwelche Bereiche auf, in denen Sie sich angespannt fühlen? Und gibt es Bereiche, in denen Sie sich entspannter oder lockerer fühlen? Atmen Sie nun langsam durch die Nase ein, während Sie bis vier zählen, und atmen Sie anschließend über vier Zählzeiten langsam aus. Fahren Sie in den nächsten zwei Minuten mit diesem Atemrhythmus fort. Achten Sie auf Veränderungen, die sich in Ihrem Körper und Geist in Reaktion auf das rhythmische und ausgewogene Atmen einstellen. Nach einiger Zeit können Sie die Zeitspanne dieser Übung allmählich auf fünf Minuten oder mehr ausdehnen.

REFLEXION

Wie hat sich diese Atemübung ausgewirkt? Machen Sie sich ein paar Notizen über Ihr Erleben. Nötigenfalls können Sie die Übung wiederholen.

____

____

____

____

____

____

WEITERE MÖGLICHKEITEN DER BEHANDLUNG VON C-PTBS

Auch viele andere therapeutische Ansätze eignen sich für die Heilung von C-PTBS. Es ist zwar nicht möglich, sie alle hier ausführlich vorzustellen, aber auf einige, die uns als besonders wichtig erscheinen, möchten wir hinweisen.

- **Acceptance-and-Commitment-Therapie (ACT)** Diese Methode wurde von Steven Hayes entwickelt. Es handelt sich um eine Form kognitiv-behavioraler Therapie, die Strategien der Achtsamkeit und des Akzeptierens nutzt, um die so genannte *psychische Flexibilität* zu verbessern, also Ihre Fähigkeit, im gegenwärtigen Augenblick zu leben und Verhaltensweisen klug zu wählen. ACT nutzt zur Förderung der Heilung Metaphern. Beispielsweise lädt die Äußerung »Emotionen sind wie das Wetter« zu einem achtsamen Spaziergang ein mit dem Ziel, Ihre Gefühle in der aktuellen Situation treffend vorauszusagen. Ist heute ein ruhiger Tag, an dem sich ein paar Sonnenstrahlen blicken lassen, oder sehen Sie sich mit einem rasenden Tornado konfrontiert? Wie könnten Sie sich auf die beiden genannten Situationen vorbereiten? Eine solche Übung ermöglicht Ihnen zu erkennen, daß Sie auf Gefühle der Verletzlichkeit gefaßt sein müssen, was Sie dazu veranlassen könnte, morgens vor der Arbeit einen achtsamen Spaziergang zu unternehmen oder sich ein wenig Zeit zu nehmen, um etwas in Ihr Tagebuch zu schreiben.
- **Narrative Expositionstherapie (NET)** ist eine Behandlung, die sich für alle Traumastörungen eignet, also auch für komplexe PTBS. Sie identifizieren dabei wichtige Ereignisse, die im Kontext Ihrer Lebensgeschichte als »Blumen und Steine« bezeichnet werden. »Blumen« sind die positiven Ereignisse, beispielsweise liebevolle Begegnungen mit Menschen oder persönliche Erfolge. »Steine« hingegen sind schwierige oder traumatische Ereignisse, mit denen Sie konfrontiert werden. Ziel dieser Therapie ist, daß Sie eine vollständige biographische Erzählung entwickeln, die sowohl die »Steine« als auch die »Blumen« umfaßt und so Ihr persönliches Identitätsempfinden stärkt.

→

- **Neurofeedback** verbessert mit Hilfe einer EEG-Überwachung die Funktionsfähigkeit des Gehirns. Sie lernen, die Aktivität Ihres Gehirns zu verändern. Durch die Nutzung computergestützter bildgebender Verfahren erhalten Sie direktes Feedback darüber, in welchen Bereichen Ihres Gehirns extrem starke Aktivität, etwa in den Furchtzentren, auf die Wirkung der PTBS hindeutet. Mit Hilfe dieser Methode lernen Sie, Körper und Geist zu entspannen, um die äußerste Schicht des Gehirns, den Kortex, zu aktivieren, die beim Denken und bei der Entscheidungsfindung eine wichtige Rolle spielt. In der Regel erhält man bei dieser Behandlung im Laufe von zwanzig Sitzungen soviel Feedback, daß man versteht, wie man die Regulation von Körper und Geist auch ohne diese Hilfe verbessern kann.

Schlaglöcher auf dem Weg

Kein therapeutischer Prozeß ist vor schwierigen Situationen und Fallgruben sicher. Ist man jedoch darauf vorbereitet, kann man besser mit ihnen umgehen, wenn sie auftauchen. Wir werden uns nun einige Schwierigkeiten anschauen, die während einer Therapie häufig auftreten, um Ihnen zu ermöglichen, diese Hindernisse vorsichtig zu umgehen.

Überwältigtsein

Wenn Sie beginnen, sich Ihre problematische Vergangenheit »anzuschauen«, statt »von ihr wegzuschauen«, werden Sie möglicherweise feststellen, daß vermehrt belastende Symptome auftreten – was glücklicherweise kein Dauerzustand ist. Es kann nützlich sein, diese Symptome als Anzeichen dafür, daß man sich in die richtige Richtung bewegt, zu verstehen. Bedenken Sie stets, daß sich die Auseinandersetzung mit der eigenen Vergangenheit letztlich sehr positiv auswirkt. Tauchen jedoch zu viele belastende Symptome gleichzeitig auf, kann das den Heilungsprozeß beeinträchtigen. Es kann zur Retraumatisierung führen, wenn man sich von mit früheren Erlebnissen zusammenhängenden Emotionen überflutet und überwältigt fühlt. Die Intensität solcher Empfindungen läßt sich beeinflussen, indem man Tempo und

Zeitpunkt der Auseinandersetzung mit den traumabezogenen Erinnerungen verändert. Um mit überwältigenden Emotionen fertig zu werden, kann man auch die Verbindung zu positiven Ressourcen verstärken, etwa den Kontakt zu unterstützenden Freunden oder die Nutzung von Entspannungstechniken.

Widerstand

Es kommt häufig vor und ist natürlich, daß sich Patienten dem Heilungsprozeß entziehen wollen. Sich traumatischem Material zu nähern kann als bedrohlich empfunden werden. Vielleicht verspüren Sie den Impuls, dieses Buch zur Seite zu legen und nicht mehr darin zu lesen. Falls Sie sich zur Zeit in einer Therapie befinden, haben Sie vielleicht den Wunsch, Termine abzusagen oder zu Sitzungen einfach nicht zu erscheinen. Widerstand gegen eine Therapie ist eine Form des Vermeidens, durch die Sie sich vielleicht vor Schmerz zu schützen versuchen. Obwohl Sie sich nach Heilung sehnen, können Sie durchaus die entgegengesetzte Richtung einschlagen wollen. Beispiele für Widerstand sind, daß Sie sich selbst oder Ihren Therapeuten anlügen, daß das Tempo des Therapieverlaufs Sie ungeduldig macht oder daß Sie deswegen wütend sind, daß Sie sich durch den in Ihren Augen unzureichenden Fortschritt der Heilung entmutigen lassen oder daß Sie sich von der Therapie gelangweilt fühlen. Widerstand kann die Heilung sabotieren. Glücklicherweise zeigt das Auftreten von Widerstand in einer Therapie, daß Sie auf dem richtigen Weg sind. Teilen Sie Ihre widerständigen oder negativen Gefühle unbedingt Ihrem Therapeuten mit; er wird Sie dann sicher unterstützen. Wenn Sie sich mit dem zuvor Vermiedenen konfrontieren, werden Sie sich später besser fühlen, und vielleicht sind Sie dann sogar in der Lage, sich an eines der Hindernisse auf dem Weg zur Heilung heranzuwagen.

Ungesunde Antriebe

Eine weitere Form von Widerstand in der Psychotherapie sind süchtig machende Gewohnheiten wie Freßsucht, Trunksucht und Drogenkonsum. Süchte sind eine Möglichkeit, Schmerz zu vermeiden. Über traumatische Erinnerungen zu reflektieren kann den Drang, sich einer Sucht hinzugeben, verstärken. Oder Sie wollen sich betäuben, um dem Schmerz zu entfliehen.

Sie können versuchen, Suchtverhalten unter Kontrolle zu bringen, indem Sie sich bemühen, besser zu verstehen, was Sie vermeiden wollen, und indem Sie solchen Gewohnheiten mit positiveren Bewältigungsmethoden entgegenwirken. Sprechen Sie mit Ihrem Therapeuten über Ihr Suchtverhalten. Wenn es Ihnen gelingt, Ihre Fähigkeit, schwierige Emotionen zu ertragen, zu verbessern, nimmt Ihr Suchtverhalten wahrscheinlich von selbst ab.

Perfektionismus

Therapie ist eine »unordentliche« und häufig unangenehme Angelegenheit. Voraussetzung für eine Heilung ist, daß sich die Patienten von jedem Bedürfnis lösen, zu beeinflussen, wie andere Menschen sie sehen. Falls es Ihnen so geht wie den meisten Menschen, ziehen Sie es sicher vor, als stark, fähig, intelligent und im Besitz der Kontrolle zu erscheinen. Man sollte sich aber darüber im klaren sein, daß sich niemand ständig so fühlt. Ihr wahres Ich in den Therapieraum zu bringen – also auch Ihre »unordentlichen«, verborgenen Anteile – ist ein wichtiger Schritt auf dem Weg zur Heilung. Dies kann bedeuten, daß Sie die Masken, die Sie tragen, um sich im Alltag zu schützen, ablegen müssen, und daß Sie bereit sind, Ihre Unvollkommenheiten mit Selbstmitgefühl und nicht-urteilend zu akzeptieren.

REFLEXION

Schauen Sie sich die soeben beschriebenen häufigen Abwehrstrategien, die während einer Therapie aktiviert werden können, noch einmal an. Welche dieser Möglichkeiten sagen Ihnen etwas? Wie beeinträchtigen Überwältigtsein, Widerstand, unzuträgliche Antriebe und Perfektionismus Ihren Heilungsprozeß?

____

____

____

____

____

____

Bin ich bereit für eine Behandlung?

Um von einer C-PTBS geheilt werden zu können, müssen Sie sich in Ihrem gegenwärtigen Leben sicher und stabil fühlen. Beispielsweise ist es der Heilung hinderlich, wenn Sie in einer nicht sicheren Umgebung leben oder wenn Ihre Sucht noch aktiv ist. Sogar Veränderungen zum Positiven wie der Umzug in ein neues Haus oder die Ankunft eines Babys können destabilisierend wirken. Auch das Lesen und Schreiben über schwierige Situationen im eigenen Leben kann belastende Emotionen heraufbeschwören. Um heilen zu können, müssen Sie über genügend Ressourcen verfügen. Stellen Sie mit Hilfe der folgenden Checkliste fest, ob dies für Sie der richtige Zeitpunkt ist, um Ihr Trauma zu verarbeiten. Stellen Sie vorher sicher, daß Sie sowohl emotional als auch physisch über alles verfügen, was Sie für die Heilung brauchen.

Die folgenden Fragen sollen Ihnen helfen festzustellen, ob Sie bereit sind, sich einer Behandlung zu unterziehen. Sie basieren auf den Leitlinien für *Trauma-Informed Care in Behavioral Health Services*, die von der *Substance Abuse and Mental Health Services Administration*, einer Institution des US-Gesundheitsministeriums, publiziert werden. Wenn Sie alle aufgeführten Fragen mit Ja beantworten können, sollten Sie darüber mit einem Therapeuten reden und mit diesem gemeinsam einen auf Ihre Situation abgestimmten Plan entwickeln.

- Gibt es in Ihrem Leben momentan eine Veränderung oder eine Krise, die sich auf Ihren Heilungsprozeß negativ auswirken könnte?
- Fühlen Sie sich in Ihrem Lebensumfeld oder in Ihrer Beziehung nicht sicher oder instabil?
- Waren Sie in letzter Zeit mit traumatischen Ereignissen konfrontiert, welche die Stabilität in Ihrem Leben gefährden?
- Müssen Sie zur Zeit mit einer schweren Krankheit oder einer gesundheitlichen Krise fertig werden?
- Haben Sie in letzter Zeit selbstschädigendes Verhalten wie das Zufügen von Schnittverletzungen praktiziert?
- Haben Sie einen Plan für einen Suizidversuch entwickelt oder einen solchen Versuch unternommen?

- Leiden Sie unter schweren dissoziativen Symptomen, etwa unter zeitweiligen Taubheitsempfindungen, dem Gefühl, nicht Ihr eigenes Leben zu führen, »Zeitverlust« oder Gedächtnislücken?
- Besteht bei Ihnen eine aktive, unbehandelte Eßstörung?
- Konsumieren Sie verstärkt Drogen oder Alkohol?
- Falls Sie trocken sind: Besteht der Zustand der »Trockenheit« kürzer als ein Jahr – was mit einem höheren Rückfallrisiko verbunden sein könnte?
- Fehlt es Ihnen an den erforderlichen stabilisierenden Ressourcen (in Form eines Therapeuten, Psychiaters, der Möglichkeit, nötigenfalls auf Einrichtungen der Gesundheitsfürsorge oder einen Sponsor zurückzugreifen)?

Ein Fahrplan zur Heilung

Die meisten Spezialisten für Traumabehandlung, so auch die Psychiaterin und Traumaexpertin Judith Herman, unterteilen den Heilungs- und Genesungsprozeß in drei Phasen. Wir werden uns diese drei Phasen, die bei allen hier erwähnten Therapien eine Rolle spielen, nun etwas genauer anschauen.

- **Phase I** Der wichtigste Aspekt der Arbeit in dieser Phase ist die Entwicklung eines Zustandes der Stabilität und Sicherheit. Sie lernen in dieser Phase, Ihr defensives Vermeidungsverhalten zu erkennen und Achtsamkeitsübungen auszuführen, die Ihnen helfen sollen, sich selbst zu akzeptieren und Selbstmitgefühl zu entwickeln. Außerdem werden Sie an der Entwicklung förderlicher Ressourcen arbeiten, die Ihnen bei der Vorbereitung auf die Traumaverarbeitung helfen werden.
- **Phase II** In dieser Phase arbeiten Sie weiter an der Stärkung Ihrer Ressourcen, um mit intrusiven und invasiven Symptomen der C-PTBS fertig zu werden. Ihre Fähigkeit, Ihre Emotionen zu regulieren und Streß zu ertragen, wird sich verbessern, und Sie entwickeln ein tieferes Verständnis Ihrer Lebensgeschichte. Es geht hauptsächlich darum, traumatische Erinnerungen so zu verarbeiten, daß ihre emotionale Intensität abnimmt und Sie sich von dem, was Sie in der Vergangenheit erlebt haben, befreit fühlen.
- **Phase III** In dieser Phase setzen Sie sich mit depressiven Symptomen auseinander, indem Sie Ihr Verständnis von Scham und Hilflosigkeit er-

weitern, die für die C-PTBS wichtige Rollen spielen. Außerdem arbeiten Sie Trauer durch, die mit Kindheitserlebnissen zusammenhängt. Das wichtigste in dieser Phase ist die Integration Ihrer einzigartigen Erlebnisse in ein positives Selbstempfinden.

Die nächsten drei Kapitel sind diesen drei Phasen der Heilung gewidmet. Die Reise zur Heilung verläuft allerdings nicht unbedingt linear, sondern eher spiralförmig. Sollten Sie sich beispielsweise in Phase II überwältigt fühlen, können Sie zu Phase I zurückkehren und noch einmal an der Stabilisierung arbeiten. Statt zu versuchen, möglichst rasch die Ziellinie zu erreichen, sollten Sie besser wie eine Schildkröte den Pfad zur Heilung langsam und stetig beschreiten.

Zusammenfassung

In diesem Kapitel haben Sie Verfahren kennengelernt, die Therapeuten häufig zur Behandlung einer C-PTBS benutzen. Sie wurden über das Spektrum existierender C-PTBS-Therapien informiert, und Ihnen wurde nahegelegt, ein ausgewogenes Verhältnis zwischen Selbstheilungsbemühungen und therapeutischer Betreuung zu finden. Falls Sie dieses Buch ergänzend zu einer Therapie benutzen, ermöglicht Ihnen dies, sich selbst zu stärken, indem Sie mit Ihrem Therapeuten partnerschaftlich zusammenarbeiten.

Nehmen Sie sich nun ein wenig Zeit, um sich noch einmal Ihre Notizen zu den »Übung« genannten Abschnitten dieses Kapitels anzuschauen. Welche der aufgeführten negativen Überzeugungen haben bei Ihnen etwas angesprochen? Wie haben Sie die verbreiteten falschen Vorstellungen über die Effektivität interpersonaler Kontakte hinterfragt? Welchen sicheren Ort haben Sie identifiziert? Konnten Sie regelmäßig zu diesem Ort in Beziehung treten? Wie haben Sie sich beim Body-Scan und bei den Atemübungen gefühlt? Und welche Hindernisse auf dem Weg sehen Sie bei der Arbeit mit diesem Buch auf sich zukommen?

REFLEXION

Nehmen Sie sich nun ein wenig Zeit, um in sich hineinzuschauen. Was nehmen Sie wahr? Notieren Sie auf dieser Seite, was Sie gelernt haben.

KAPITEL 3

Renées Geschichte

Heilen von Vermeidungssymptomen

Als ich Renée das erste Mal begegnete, zögerte sie, mir etwas über ihr Leben zu erzählen. Sie war verlegen und schämte sich. Sobald ihr klar geworden war, daß es mir nicht darum ging, sie zu beurteilen, berichtete sie mir nach und nach, wie schwierig ihr Leben geworden war. Sie sprach über ihre Angst und Wut. Als nichtberufstätige Mutter zweier kleiner Kinder bemühte sie sich, wie sie erklärte, ihre Frustration nicht an ihren Kindern auszulassen; sie brüllte sie allerdings häufiger an, als ihr lieb war: »Ich hatte mir vorgenommen, meine Kinder anders aufzuziehen, als ich selbst als Kind behandelt worden bin. Aber ich sage genau die gleichen Dinge zu ihnen, wie meine Mutter sie zu mir gesagt hat.« Dies hatte zur Folge, daß sie sich noch mehr haßte.

Renée berichtete, sie habe Phantasien darüber, daß sie weglaufe, und manchmal glaube sie, ihren Kindern würde es ohne sie besser gehen. Von ihrem Mann hatte sie sich zurückgezogen, und dieser sagte, er habe das Gefühl, er kenne sie nicht mehr. Sie versucht, mit ihrer Situation fertig zu werden, indem sie tagsüber Junkfood ißt und abends mit einem oder zwei alkoholischen Getränken ihren Schmerz zu betäuben versucht. Sie sagt: »Ich fürchte, daß ich meine Kinder ruiniere und meinen Mann so weit von mir wegstoße, daß er mich verläßt. Ich glaube aber, daß er mich noch liebt; letztlich hat er mich ja auch dazu gebracht, zur Therapie zu kommen.«

Renée hatte von ihrer schwierigen Vergangenheit viele Jahre lang nichts wissen wollen. Doch die Tatsache, daß sie selbst Mutter geworden war, hatte bei ihr Gefühle und Erinnerungen zutage gefördert, die sich auf ihre eigene Mutter bezogen. Sie entwickelte Vermeidungsstrategien wie emotions-

gesteuerte Essensaufnahme und Alkoholkonsum, mit deren Hilfe sie versuchte, »sich zusammenzuhalten«. Diese dysfunktionalen Versuche, mit ihrer Situation fertig zu werden, erfüllten nun ihren Zweck nicht mehr.

Mit Hilfe vieler unterschiedlicher therapeutischer Perspektiven werden Sie lernen, wie Sie Ihre Defensivstrukturen aufweichen und sich dann den problematischen Ereignissen Ihrer Vergangenheit zuwenden können. Ziel dieser Phase der Traumabehandlung ist, eine so weitgehende Stabilisierung Ihrer Symptome zu erreichen, daß Sie sich Ihren traumatischen Erinnerungen zuwenden können, ohne von diesen überwältigt oder überflutet zu werden.

Vermeiden und Abwehrstrukturen

Vermeidungsverhalten kann viele Formen annehmen und wird durch psychische Abwehrstrukturen aufrechterhalten. Möglicherweise haben Sie Ihre empfindlichsten Gefühle mit starken Mauern umgeben. Das ist beispielsweise durch emotionsgesteuertes Essen, Alkoholkonsum und exzessives Körpertraining möglich. Vielleicht widerstrebt es Ihnen auch, auszugehen und andere Menschen zu treffen. Diese ursprünglich als Schutz gedachten Manöver sind mit unerwünschten Konsequenzen verbunden, beispielsweise mit Beeinträchtigungen der körperlichen Gesundheit oder mit dem Verlust von Beziehungen, wodurch ein Gefühl der Isolation entsteht. Das vorliegende Kapitel soll Ihnen helfen, Ihre Abwehrstrukturen zu erkennen, damit Sie an Veränderungen arbeiten können, die den ursächlichen Problemen Rechnung tragen, und so die Notwendigkeit für solche Abwehrstrukturen beseitigen. Wir werden uns nun einige der häufigsten psychischen Abwehrmechanismen ein wenig genauer anschauen:

> Widerstand ist Information, und Ihre Aufgabe ist es, so neugierig zu werden, daß Sie die Botschaft verstehen.

- **Unterdrückung und Leugnen** Sie können schmerzhafte Gefühle oder Gedanken vor Ihrem Bewußtsein verbergen. »Wenn ich über meine schmerzhafte Vergangenheit nicht rede oder ihre Existenz nicht anerkenne, existiert sie nicht.«

- **Regression** Sie können sich jünger fühlen oder jünger handeln, als Sie tatsächlich sind, um keine Verantwortung für Ihre Gefühle und Handlungen in der Gegenwart übernehmen zu müssen. »Wenn ich einfach im Bett bleibe und den ganzen Tag über schlafe, muß ich nicht zur Arbeit gehen.«
- **Idealisierung** Sie könnten die positiven Seiten einer dysfunktionalen primären Bezugsperson übertrieben günstig darstellen, statt sich einzugestehen, wie schädlich diese Beziehung für Sie war. Es kann sein, daß Sie in diesem Fall die Wut, die Sie empfinden, gegen sich selbst richten, weil Sie beispielsweise denken: »Wäre ich nicht so böse gewesen, hätte man mich nicht in den Keller eingesperrt.« Die Idealisierung ist oft mit Entwertung verbunden – einer polarisierten Sicht, die Menschen als entweder ausschließlich gut oder ausschließlich schlecht bzw. böse sieht.
- **Phantasie(ren)** Sie können sich auch in Tagträumen darüber ergehen, wie die Dinge »sein sollten« oder wie Sie sie gern hätten, statt sich frontal mit Schwierigkeiten auseinanderzusetzen. »Es wäre leichter für mich wegzulaufen, als mich wegen meiner Wut um Hilfe zu bemühen.«
- **Intellektualisieren** Sie können Gefühle vermeiden, indem Sie sich in das Nachdenken über Situationen oder in das Analysieren derselben flüchten. Manchmal liegt diese Abwehrstruktur der Arbeitssucht zugrunde, der Angewohnheit von »Workaholics«, sich in ihre Arbeit zu vergraben, um sich von der Auseinandersetzung mit Beziehungsschmerz oder emotionalem Schmerz abzulenken. »Durch mein Denken kann ich mich aus jeder Zwangslage befreien.«
- **Projektion** Sie können jemand anderem eine Art zu denken oder zu fühlen zuschreiben, die im Grunde Ihre eigenen Gedanken und Gefühle spiegelt. Beispielsweise sind Sie sich sicher, daß Ihr Freund auf Sie wütend ist, aber Ihnen ist nicht klar, daß tatsächlich Sie selbst auf Ihren Freund wütend sind.
- **Dissoziation** Sie können den Anteil Ihrer Person, der sich um die Erledigung von Alltagspflichten kümmert, von beängstigenden oder schmerzhaften Emotionen und Erinnerungen fernhalten. Dissoziation kann sich in einem Spektrum von relativ leichten Empfindungen der Verwirrung, Schläfrigkeit oder Konzentrationsunfähigkeit bis hin zu Empfindungen der physischen oder emotionalen Taubheit oder der Abgeschnittenheit manifestieren. In extremen Fällen kann auch das Erinnerungsvermögen

versagen oder Ihnen »fehlen« ganze Zeitabschnitte (das Phänomen des »Zeitverlustes«).

- **Süchte** Viele Menschen versuchen, Schmerz zu vermeiden, indem sie bestimmte Substanzen konsumieren oder andere Arten von Suchtverhalten entwickeln, beispielsweise Eßsucht oder exzessives Körpertraining. Sie könnten in solchen Fällen sagen: »Warum soll ich etwas *fühlen*, wenn ich ... essen, laufen, trinken, Haschisch rauchen oder Valium schlucken kann?«

ÜBUNG

Manchmal ist es schwer, die eigenen Abwehrstrukturen klar zu sehen oder im Umgang mit Verhaltensweisen, die Ihnen keine guten Dienste mehr leisten, völlig ehrlich zu sein. Tatsächlich nutzen wir alle irgendwann im Leben Abwehrmechanismen. Versuchen Sie, dieser Tatsache gegenüber Selbstmitgefühl zu entwickeln. Nehmen Sie sich ein wenig Zeit, um sich die obige Liste der wichtigsten Arten von Vermeidungsverhalten noch einmal genau anzuschauen.

REFLEXION

Kommt Ihnen eine dieser Möglichkeiten, schmerzhafte Emotionen oder Erinnerungen fernzuhalten, bekannt vor?

Abwehrstrukturen als Selbstschutz

Renée wurde klar, daß sie ihren Mann und ihre Kinder von sich stieß, um ihren eigenen Schmerz nicht zu spüren. Als wir uns mit ihrer Lebensgeschichte beschäftigten, erzählte sie mir, ihr Vater habe ihre Mutter verlassen, als sie selbst zwei Jahre alt gewesen war. Sie bezeichnete ihre Mutter als generell unzugänglich; wenn sie Renée jedoch Aufmerksamkeit geschenkt habe, habe sie sich ihr gegenüber gemein verhalten, und manchmal sei sie sogar gewalttätig geworden. Als Kind hatte Renée mit ihrer Situation fertig zu werden versucht, indem sie Phantasien darüber entwickelt hatte, daß sie eines Tages »weggehen« werde. Durch die Tatsache, daß sie mittlerweile selbst zwei kleine Kinder hatte, wurden ihre Kindheitserinnerungen reaktiviert, und sie verfügte nicht über ausreichende Ressourcen, um mit diesen Gefühlen fertig werden zu können.

Abwehrmechanismen sind immer erlernte Verhaltensweisen. Sie sind entstanden, weil sie irgendwann einmal für den Selbstschutz notwendig waren. Für die Heilung ist es förderlich, dem eigenen Verhalten und seinen Ursprüngen mit Neugier zu begegnen. Neugier hilft, Einsicht zu entwickeln, ein tieferes Verstehen, aus dem Mitgefühl und Akzeptieren entspringen.

Im vorliegenden Fall geht es darum, Neugier hinsichtlich des Ursprungs Ihres dem Selbstschutz dienenden Defensivverhaltens zu entwickeln. Wo oder wann könnten Sie gelernt haben, Gefühle der eigenen Verletzlichkeit nicht mehr zuzulassen? Wann haben Sie gelernt, Schmerz zu unterdrücken oder durch suchterzeugende Substanzen zu bekämpfen? Erinnern Sie sich daran, wann Sie sich dazu entschieden haben, mit anderen Menschen nicht mehr über Ihre Emotionen, Gedanken, Hoffnungen oder Träume zu sprechen? Wann haben Sie z. B. gelernt, Ihre Gefühle zu unterdrücken, indem Sie sich auf Ihre Arbeit konzentrieren? Wenn Sie einen dieser Aspekte als auf Sie zutreffend erkennen, vergegenwärtigen Sie sich, daß Sie das Beste getan haben, was Ihnen zu jenem Zeitpunkt mit den verfügbaren Ressourcen möglich war – und daß Sie Ihre Art des Umgangs damit jetzt aufgrund Ihres Selbstgewahrseins verändern können.

» Ich habe keine besonderen Talente. Ich bin nur leidenschaftlich neugierig.«
Albert Einstein, Physiker

DIE BEDEUTUNG, DIE DEM WIDERSTAND ZUGRUNDE LIEGT

»Es ist eine Freude, versteckt zu sein, und eine Katastrophe, dann nicht gefunden zu werden.«
— D. W. Winnicott, Kinderarzt und Psychoanalytiker

Die Idee des Widerstandes oder der Abwehrmechanismen kann als etwas »Falsches« mißverstanden werden. In einer Psychotherapie wird Patienten, die als »widerständig« gelten, oft vorgeworfen, sie seien aufsässig, störrisch oder verbissen, und dies kann bei ihnen das Vertrauen in die Therapie zerstören.

Ich rate Ihnen, Widerstand als etwas Normales, Gesundes und Wichtiges zu verstehen. Widerstand ist Information, und es ist Ihnen aufgegeben, so neugierig zu werden, daß Sie die im Widerstand enthaltene Botschaft verstehen. Dies erfordert Ihr eigenes Mitgefühl ebenso wie das Ihres Therapeuten. Falls Ihnen jemand gesagt hat, Sie seien ein »widerständiger Patient«, ist es wichtig, sich darüber im klaren zu sein, welche Dynamiken dabei im Spiel sind. Schauen wir uns einmal genauer an, was Widerstand Ihnen möglicherweise signalisieren will.

- **Widerstand kann ein Zeichen für einen guten Therapieverlauf sein.** Widerstand entsteht manchmal, weil eine Therapie »gut läuft«. Der Patient kommt schmerzhaften Erinnerungen und problematischen Gefühlen näher und reagiert darauf mit dem Versuch, diese Entwicklung zu verlangsamen. In solch einem Fall können Sie sich als Patient mit Ihrem Therapeuten über das Tempo der therapeutischen Arbeit verständigen, um zu verhindern, daß Sie überflutet oder überwältigt werden. Sie sollten sich dann auf die Ressourcenentwicklung konzentrieren und an der Verbesserung Ihrer Sicherheit arbeiten.
- **Widerstand ist ein Zeichen für Ambilavenz.** Es ist normal, Veränderungen mit gemischten Gefühlen aufzunehmen. Ein Teil von Ihnen will sich verändern, während sich ein anderer bedroht oder verängstigt fühlt. Sie können zusammen mit Ihrem Therapeuten Befürchtungen hinsichtlich des Loslassens Ihrer Abwehrstrukturen untersuchen und sie mit ihm gemeinsam durcharbeiten.
- **Widerstand ist ein Relikt unzulänglicher Fürsorge.** Wenn Sie in der Vergangenheit Fehldiagnosen erhalten haben oder sich von Behandlern kri-

tisiert fühlten, fehlt Ihnen eventuell das Vertrauen, das Sie brauchen, um offen über innere Kämpfe zu reden. Falls Sie mit einer Therapie schlechte Erfahrungen gemacht haben, ist es verständlich, wenn Sie sich scheuen, sich erneut einem Therapeuten anzuvertrauen, oder wenn Sie ihn zunächst testen wollen. In solchen Fällen kann es nützlich sein, einer Empfehlung eines Freundes, eines Arztes Ihres Vertrauens oder einer anderen Gewährsperson zu folgen oder im Internet auf einschlägigen Websites nach jemandem zu suchen, der Ihren Vorstellungen zu entsprechen scheint.

- **Widerstand kann auch ein Zeichen für eine schlechte Therapie sein.** Solange Sie sich nicht sicher fühlen, werden Sie sich kaum von Ihren Vermeidungsstrategien lösen können. Wenn Sie das Gefühl haben, Ihrem Therapeuten fehle es an Empathie, wenn Sie sich von ihm getadelt fühlen oder sich in einen Machtkampf mit ihm verstrickt haben, können Sie sich nicht sicher fühlen. Ihr »Widerstand« könnte dann in Wahrheit anzeigen, daß Sie einen Therapeuten brauchen, der anders mit Ihnen arbeitet. Weil eine komplexe PTBS ein relational begründetes Trauma ist, müssen Sie bei einer solchen Behandlung unbedingt mit einem Therapeuten zusammenarbeiten, dem Sie vertrauen.

REFLEXION

Welche Verbindungen zwischen Ihren Abwehrmechnismen und Ihrem Leben in der Vergangenheit können Sie feststellen? Äußern Sie sich im folgenden schriftlich über Ihre Erlebnisse und Gedanken.

AKZEPTIEREN UND VERÄNDERUNG

Dr. Carl Rogers' klassisches psychologisches Werk *Entwicklung der Persönlichkeit* beginnt mit einer persönlichen Reflexion, in der er schreibt: »Es ist merkwürdig paradox, daß ich mich verändern kann, wenn ich mich so akzeptiere, wie ich bin.« Manchmal empfinden wir es als bedrohlich, Strategien aufzugeben, die einmal unser Überleben gesichert haben. Die folgende simple Geschichte enthält eine mächtige Metapher über die Rolle des Akzeptierens bei der Veränderung.

Wind und Sonne blicken auf einen Mann herab, der mit Jacke und Schal seines Weges geht. Der Wind sagt zur Sonne: »Ich wette mir dir, daß ich diesen Mann schneller dazu bringen kann, seine Jacke auszuziehen, als du!« Die Sonne nimmt die Wette an, setzt sich ruhig hin und schaut dem Wind zu, wie er unermüdlich bläst. Obwohl er immer kräftiger bläst, reagiert der Mann nur, indem er seine Jacke zuknöpft und seinen Schal fester um den Hals zieht. Der Wind erreicht sein Ziel nicht. Dann ist die Sonne an der Reihe. Sie strahlt, und innerhalb weniger Minuten lockert der Mann seinen Schal, knöpft die Jacke auf, nimmt den Schal ab, und schließlich zieht er auch die Jacke aus.

Die Sonne repräsentiert hier Wärme und Akzeptieren, wohingegen der Wind ein aggressiveres Bemühen um Selbstveränderung verkörpert, das oft das Gegenteil des Beabsichtigten bewirkt und uns veranlaßt, noch unnachgiebiger an unseren Abwehrstrukturen festzuhalten. In welcher Hinsicht halten Sie an Ihren schützenden Abwehrmechanismen fest? Wie könnten Güte, Wärme oder die Fähigkeit, sich selbst zu akzeptieren, es Ihnen ermöglichen, sich von Ihren Abwehrmechanismen zu lösen und Muster, die Ihnen keine guten Dienste mehr leisten, zu verändern?

Radikales Sich-selbst-Akzeptieren

Renée fiel es sehr schwer, sich zu akzeptieren. Sie verurteilte und schämte sich wegen ihres Verhaltens. Ich erklärte ihr, daß es für sie wichtig sei, sich selbst liebevoll behandeln zu können. Zuerst empfand sie nur Ekel und Wut, was an Äußerungen wie den folgenden zu erkennen war: »Wie könnte ich mich selbst lieben, wenn ich meine Kinder anbrülle? Warum sollte ich es verdienen, geliebt zu werden? Schaut doch nur, wie dick und häßlich

ich geworden bin!« Renée litt so sehr, daß sie sich entschloß, etwas Neues auszuprobieren. Sie übte sich täglich darin, sich selbst zu akzeptieren und Achtsamkeit zu entwickeln. Sie machte sich in ihrem Tagebuch Notizen über ihre selbstkritischen Gedankenmuster; und sie erforschte neue, positive Arten, über sich selbst nachzudenken. Als es ihr gelungen war, ihre urteilende Haltung zu mäßigen, merkte sie, wie einsam und verängstigt sie sich manchmal fühlte. Sie hatte sich ein neuartiges Gefühl der Güte und ein Selbstmitgefühl erschlossen.

Nach Auffassung der Dialektisch-behavioralen Therapie ist eine unverzichtbare Voraussetzung für Veränderung und Weiterentwicklung, daß wir akzeptieren, wer wir sind. In einem ähnlichen Sinne fordert uns die buddhistische Psychologin Dr. Tara Brach auf, unsere eigenen besten Freunde zu werden, indem wir uns radikal selbst akzeptieren und uns unseren Körper zum Freund machen. Wir werden uns nun anschauen, welche Übungen uns helfen können, uns selbst zu akzeptieren.

Atemgewahrsein

Um die Realität so akzeptieren zu können, wie sie ist, müssen wir unseren Geist in unseren Körperempfindungen verankern. Den eigenen Atem zu beobachten ist eine Möglichkeit, die Aufmerksamkeit auf das Erleben des gegenwärtigen Augenblicks im eigenen Körper zu richten. Achten Sie auf die subtilen Empfindungen, die Ihr Atem beim Ein- und Ausströmen der Luft durch die Nase oder durch das Heben und Senken Ihres Bauches hervorruft. Sie können sich darin üben, Ihres Atems gewahr zu sein, während Sie irgendwo sitzen, beim Gehen oder beim Hören von Musik. Sobald Sie sich wohlfühlen, können Sie üben, Ihres Atems bewußt zu bleiben, während Sie mit schwierigen Gefühlen ringen oder ein Gespräch führen. Beispielsweise können Sie sich suggerieren: »Ich atme Frieden ein. Ich atme Liebe aus.«

REFLEXION

Atmen Sie einige Male tief. Was nehmen Sie wahr? Notieren Sie im folgenden, was Ihre Sinne auffangen.

Halblächeln

Das Halblächeln ist eine wichtige Möglichkeit, den eigenen mentalen Zustand zu verändern und ein ruhiges Gefühl im gegenwärtigen Augenblick hervorzurufen. Bei dieser Übung geht es darum, das Gesicht zu entspannen und anschließend die Lippen leicht nach oben zu bewegen. Stellen Sie sich, während Sie lächeln, vor, daß Ihr Kiefer weicher wird und sich auf Ihrem Gesicht über den ganzen gesamten Kopf und an den Schultern entlang abwärts ein Gefühl der Entspannung ausbreitet. Beginnen Sie, das Halblächeln zu üben, wenn Sie sich ruhig fühlen; später können Sie die Übung beim Nachdenken über ein schwieriges Erlebnis benutzen.

REFLEXION

Was ist Ihnen beim Üben des Halblächelns aufgefallen? Können Sie sich vorstellen, wie Ihnen diese Übung nützlich sein könnte?

Den eigenen Körper akzeptieren

Der in Kapitel 2 beschriebene Body-Scan ist eine weitere Möglichkeit, am radikalen Sich-selbst-Akzeptieren zu arbeiten. Man kann diese Übung aber auch mit der Absicht nutzen, jede Empfindung im Körper zu akzeptieren. Akzeptieren und lieben Sie jeden Bereich Ihres Körpers: Ihre Füße, Ihre Beine, Ihr Becken, Ihren Bauch, Ihren Rücken, Ihren Brustkorb, Ihre Arme und Hände, Ihre Schultern, Ihre Kehle und Ihren Kopf. Sie können die Hände auf jeden Teil Ihres Körpers legen und sich vorstellen, daß von ihnen Strahlen der Liebe ausgehen und in Ihren Körper eindringen. Manchmal weckt es unangenehme Empfindungen, Emotionen oder Erinnerungen, wenn man den eigenen Körper wieder spürt. Erforschen Sie, was es bedeutet, den eigenen Schmerz zu lieben und zu akzeptieren. Falls diese Übung Ihnen einmal zu schwierig wird, sollten Sie wissen, daß Sie auch nur einen bestimmten Körperteil eine Weile spüren und Ihre Aufmerksamkeit dann wieder auf die äußere Umgebung richten können.

REFLEXION

Erproben Sie die Übung »Den eigenen Körper akzeptieren«. Was nehmen Sie nun wahr? Hat die Übung irgendwelche schmerzhaften Empfindungen bei Ihnen geweckt? War es Ihnen möglich, Verbindung zu positiven Emotionen aufzunehmen? Schreiben Sie in die folgenden Leerzeilen etwas über Ihre Erlebnisse.

____

____

____

____

____

Positive Selbstaussagen

Das Ziel aller Übungen im Akzeptieren der eigenen Person ist letztlich, eine tiefe Wertschätzung dessen, wie wir sind, zu entwickeln. Versuchen Sie einmal zu sagen: »Ich liebe mich so, wie ich in diesem Augenblick bin.« Sie können diese Aussage auch noch konkreter formulieren. Beispielsweise können Sie das Akzeptieren auf Ihre Abwehrmechanismen ausdehnen und dann sagen: »Ich liebe mich, obwohl ... ich andere Menschen von mir stoße, obwohl ich mich manchmal selbst verletze, obwohl ich mein Kind angebrüllt habe.« Sie können das Akzeptieren auch auf Ihre emotionale Verletzlichkeit ausweiten, indem Sie sagen: »Ich liebe mich sogar dann, wenn ich ... traurig bin, mich fürchte, mich schäme oder verlegen bin.«

REFLEXION

Was erleben Sie, während Sie positive Selbstaussagen üben und auf sich persönlich abstimmen? Was nehmen Sie wahr? Hat das Erlebnis bei Ihnen Emotionen geweckt? Schreiben Sie in die folgenden Leerzeilen etwas über Ihre Erlebnisse.

____

____

____

____

____

____

____

____

____

Entscheidung für Veränderung

Renée war bezüglich des Loslassens ihrer vermeidenden Abwehrstrukturen ambivalent, aber sie war sich auch darüber im klaren, daß es an der Zeit war, sich neue Möglichkeiten des In-der-Welt-Seins zu eigen zu machen. Ein Teil von ihr glaubte, sie sei nicht in der Lage, mit Streß fertig zu werden, und mit ihr sei etwas nicht in Ordnung. Aber eine andere, neue Stimme, die im Begriff war, zu entstehen, sagte emphatisch: »Ich weiß, daß ich damit fertig werden kann; ich bin stark!« Im Rahmen unserer gemeinsamen Arbeit lud ich Renée ein, ihre beiden unterschiedlichen Anteile auszudrükken und ihnen Worte in den Mund zu legen. Sie gestand die Existenz des Anteils ein, der glaubte, wenn sie sich zurückziehe, trage das zur Aufrechterhaltung ihrer Sicherheit bei. Dann gab sie dem Anteil eine Stimme, der ihr Bedürfnis anerkannte, ihre Schutzmauern einzureißen, um wirklich glücklich sein zu können. Renée sagte, sie fühle sich zwischen diesen beiden Seiten von sich gefangen und sehne sich wirklich danach, frei zu sein.

Menschen fühlen sich häufig ambivalent, wenn es um Veränderungen geht. Manchmal sträuben sie sich dagegen. Vielleicht fürchten auch Sie sich davor, zu verletzlich zu werden, zu wenig geerdet zu sein oder die Kontrolle zu verlieren. Die Auflösung alter Muster, Suchtverhalten oder nicht mehr sinnvolle Überzeugungen können destabilisierend wirken. Loslassen kann wie eine Krise empfunden werden. Sich auf Veränderungen einzulassen erfordert Mut. Die im folgenden beschriebenen Übungen helfen Ihnen, Ihr Verhältnis zu Veränderungen zu erforschen.

Ambivalenz würdigen

Fritz Perls, der Begründer der Gestalttherapie, erkannte eine weit verbreitete Polarität zwischen einem Selbstanteil, der sich weiterentwickeln will, und einem Anteil, der Sicherheit sucht. Möglicherweise will sich ein Anteil von Ihnen von den Mustern, die Ihnen nicht mehr nützlich sind, lösen, wohingegen ein anderer Anteil sich vor Veränderungen fürchtet und sich gegen sie zur Wehr setzt. Schenken Sie den Stimmen, welche Ihre verschiedenen Seiten repräsentieren, gleichermaßen Aufmerksamkeit. Behandeln Sie jede Sichtweise wie einen Ehrengast in Ihrem Heim, der eine Stimme repräsentiert, die anzuhören wichtig ist. Wenn Sie Ihre Ängste ignorieren, steigt die Gefahr der Selbstsabotage. Denken Sie darüber nach, ob Sie dazu neigen, bestimmte Anteile von sich als unwichtig abzustempeln. Letztlich können Sie solche Konflikte nur lösen, wenn Sie beiden Seiten Ihrer inneren Polarität Gehör schenken, sie würdigen und Verantwortung für sie übernehmen.

REFLEXION

Wie helfen Ihnen Ihre Gewohnheiten oder Abwehrmechanismen, sich zu schützen? Wie sorgen sie für Ihre Sicherheit? Notieren Sie alle Gründe, die dafür sprechen, daß Sie sich nicht verändern sollten.

Inwieweit sind Sie bereit, sich von Ihren alten, dem Selbstschutz dienenden Gewohnheiten zu lösen? Wie beeinträchtigen diese Gewohnheiten Ihr Leben oder Ihr Glück? Notieren Sie alles, was dafür spricht, Ihre Situation zu verändern.

Inmitten von Veränderung Gleichmut finden

Der Begriff *Gleichmut* spielt in der buddhistischen Tradition der Einsichtsmeditation eine wichtige Rolle. Gleichmut wird definiert als die Fähigkeit, inmitten intensiven Geschehens ruhig zu bleiben, trotz unangenehmer Erlebnisse Geduld zu zeigen und das große Bild im Auge zu behalten, um die innere Balance zu bewahren. Gleichmut wird manchmal fälschlich als Distanzierung verstanden. Tatsächlich entwickelt man Gleichmut, indem man lernt, inmitten des durch Verlegenheit, Scham, Entmutigung, Frustration, Wut und Trauer entstehenden Unbehagens gelassen zu bleiben.

Um sich zu verändern, muß man letztlich die eigene Komfortzone verlassen und ein Risiko eingehen. Vielleicht bedeutet dies, daß man ein Fitneßstudio aufsucht, obwohl man sich häßlich und unwohl fühlt. Vielleicht bedeutet es auch, etwas in ein Tagebuch zu schreiben, wenn man sich traurig fühlt, statt etwas zu essen. Vielleicht entschließt man sich, einen seit langem anstehenden Arztbesuch endlich zu machen, obwohl man eine schlechte Diagnose fürchtet. Problematisch könnte für Sie auch sein, einem Menschen, den Sie lieben, Ihre Verletzlichkeit zu zeigen, statt Ihre wahren Gefühle weiterhin zu verbergen. Wie müssen Sie persönlich Ihrer Neigung zum Vermeiden entgegenwirken und sich mit Ihren Ängsten auseinandersetzen?

» *Nähern Sie sich den in diesem Buch beschriebenen praktischen Übungen in einer Haltung der Neugier. Machen Sie sich bewußt, daß es keine richtigen oder falschen Antworten auf Fragen gibt. Falls Sie schmerzhafter Emotionen oder Erinnerungen gewahr werden, können Sie etwas darüber in Ihr Tagebuch schreiben oder mit Ihrem Psychotherapeuten über das Erlebte sprechen.*

Sich mit der Intensität starker Emotionen zu konfrontieren erfordert eine Grundlage an Unterstützung und Sicherheit. Was gibt Ihnen den Mut, sich mit Ihren Emotionen auseinanderzusetzen und sich selbst als chaotisch, grob, ängstlich oder traurig zu spüren?

ÜBUNG

Diese Achtsamkeitsübung soll Ihre Fähigkeit stärken, auch außerhalb Ihrer Komfortzone Ihren Geist ruhig zu halten.

Setzen Sie sich bequem hin, und richten Sie Ihre Aufmerksamkeit auf den Atem, darauf, wie er sanft in Ihren Körper hinein und wieder heraus strömt. Legen Sie eine Hand auf Ihr Herz, und spüren Sie die Wärme der Berührung auf dem Herzen. Vergegenwärtigen Sie sich ein Gefühl der Sicherheit und Leichtigkeit. Atmen Sie sanft Fürsorge und Güte in Ihr Herz. Registrieren Sie das Auftauchen irgendwelcher Gefühle und Empfindungen. Beginnen Sie, über Veränderungen nachzudenken, die Sie in Ihrem Leben erreichen möchten. Kehren Sie mit Ihrer Aufmerksamkeit zu Ihrer Hand auf dem Herzen zurück. Atmen Sie ein und aus, und sagen Sie zu sich selbst: »Ich vertraue darauf, daß ich mit Veränderungen fertig werden kann.« Reflektieren Sie abermals über Veränderungen, die Sie gern erreichen würden. Machen Sie sich klar, wie Sie sich diese Veränderungen genau vorstellen. Kehren Sie dann mit der Aufmerksamkeit zur Empfindung Ihrer Hand auf Ihrem Herzen zurück. Achten Sie wieder darauf, wie Ihr Atem sanft in Ihren Körper und wieder heraus strömt. Sprechen Sie erneut aus: »Ich vertraue darauf, daß ich mit Veränderungen fertig werden kann.« Wiederholen Sie dies so lange, wie es sich für Sie richtig anfühlt.

REFLEXION

Nehmen Sie sich ein paar Minuten Zeit, um alles, was Sie wahrgenommen haben, zu notieren.

____

____

____

____

____

Positive Gewohnheiten entwickeln

Sich von alten, überholten Mustern zu lösen macht die Entwicklung neuer gesundheitsfördernder Verhaltensweisen notwendig. Stellen Sie sich vor, welche neuen positiven Verhaltensweisen Sie in Ihrem Leben etablieren könnten. Wenn Sie sich beispielsweise abzugewöhnen versuchen, tagsüber zu schlafen, sind Ihre Bemühungen am ehesten von Erfolg gekrönt, wenn Sie sich darauf vorbereiten, indem Sie sich einige positive Aktivitäten überlegen, denen Sie sich jederzeit widmen können, sobald Sie den Drang verspüren, sich auf die Couch zu legen. Beispielsweise können Sie ein Glas Wasser trinken, einen kurzen schnellen Spaziergang unternehmen oder einen Freund anrufen.

REFLEXION

Sich von unzuträglichen Verhaltensmustern zu lösen erfordert die Entwicklung neuer, gesünderer Gewohnheiten. Für welche neuen positiven Verhaltensweisen könnten Sie zu diesem Zweck in Ihrem Leben Raum schaffen?

____

____

____

____

____

Vorbereitung auf die Traumaarbeit

Renée fühlte sich allmählich bereit, sich mit ihrer Vergangenheit auseinanderzusetzen. Sie lernte, ungesunde Überlebensstrategien durch positive Bewältigungsstrategien zu ersetzen. Wenn sie den Drang verspürte, etwas zu vermeiden, einen Drink zu sich zu nehmen oder ihren Mann abzuweisen, übte sie sich in der Nutzung gesunder und positiver Ressourcen, etwa darin, sich zu erden, um Hilfe zu bitten und in ihr Tagebuch zu schreiben.

Alle Vermeidungsstrategien trennen oder dissoziieren uns von schmerzhaften Emotionen und Erinnerungen. Dr. Shapiros EMDR-Therapie umfaßt eine Phase der Vorbereitung auf die Behandlung, die der Entwicklung von Ressourcen gewidmet ist, die ermöglichen, traumatische Erinnerungen zu verarbeiten. Wenn man sich sicher und unterstützt fühlt, fällt es leichter, sich einer schwierigen Vergangenheit zuzuwenden. Dadurch wird auch die Fähigkeit gestärkt, mit aktuellen Beziehungen und Ereignissen, die Traumanachwirkungen reaktivieren, adäquat umzugehen.

Ressourcen sind die Werkzeuge, die uns ermöglichen, uns im gegenwärtigen Augenblick sicher zu fühlen. Wir können sowohl innere als auch äußere Ressourcen kultivieren, auf die wir zurückgreifen können, wenn wir das Gefühl haben, daß bei uns eine Reaktion auf ein Trauma reaktiviert wird. Solche Ressourcen helfen uns, ein Gefühl innerer Ruhe wiederzugewinnen und uns verschiedene Möglichkeiten der Reaktion auf unsere Umgebung zu erschließen. Zu den inneren Ressourcen zählen Praktiken der Selbstfürsorge für Geist und Körper, auf die wir zurückgreifen können, beispielsweise tiefes Atmen, Erdung, Containment, Visualisation, Akzeptieren, Achtsamkeit, Körpertraining und Tagebuchschreiben. Äußere Ressourcen sind die Werkzeuge, die uns die Gemeinschaft, in der wir leben, und unsere gesamte Umgebung zur Verfügung stellen. Diese können darin bestehen, sich an einen Therapeuten zu wenden, mit Freunden, denen wir vertrauen können, zu sprechen, Zeit in der Natur zu verbringen und einen ruhigen und verläßlichen Raum zum Leben zu schaffen. Zwar werden in diesem gesamten Arbeitsbuch vielfältige innere und äußere Ressourcen beschrieben, doch sind die nun unmittelbar folgenden für den Beginn der Behandlung einer komplexen PTBS besonders wertvoll.

Einen heilenden Raum schaffen

Im vorigen Kapitel (siehe Seite 53 f.) haben Sie gelernt, in Ihrer Vorstellung einen sicheren Ort zu kreieren. Darauf aufbauend können Sie Ihr Gefühl der eigenen Sicherheit verstärken, indem Sie eine reale äußere Umgebung schaffen, die eine Atmosphäre des Friedens und der Ruhe ausstrahlt. Inneren Frieden zu finden kann schwierig sein, wenn im realen Raum Ihrer Umgebung Unordnung und Chaos herrschen. Wählen Sie in Ihrem Lebensumfeld einen Raum, den Sie als heilenden Raum für sich in Anspruch nehmen können. Wählen Sie dazu zunächst einen Raum in Ihrem Haus oder Ihrer Wohnung aus. Im Idealfall sollte dieser Ort ruhig und friedlich sein und Ihnen eine Privatsphäre sichern, in der Sie Ihrer Verletzlichkeit nachgeben können. Wenn nötig, können Sie solch einen Ort

> *»Menschen sind so wunderbar wie Sonnenuntergänge, wenn wir sie so sein lassen. Beim Anschauen eines Sonnenuntergangs sage ich mir nicht: ›Mach' das Orange in der rechten Ecke ein wenig heller.‹ Einen Sonnenuntergang versuche ich nicht nach meinen Vorstellungen zu beeinflussen. Ich schaue ihn mir ehrfürchtig an, während er sich entfaltet.«*
>
> DR. CARL ROGERS,
> Psychologe und Autor

durch einen Vorhang oder etwas Ähnliches räumlich abgrenzen. Denken Sie darüber nach, was Ihnen hilft, Ihre Intentionen zu realisieren und Frieden, Behagen und Sicherheit zu finden. Sie können dazu einige speziell ausgesuchte Zitate, Bilder oder eine Kerze verwenden. Sie können auch etwas aus der Natur wie Blumen, eine Pflanze oder einen Stein verwenden. Finden Sie heraus, welche Farben oder Düfte Ihre Sinne beruhigen. Halten Sie Ihren Ruheort in Ordnung, damit Sie sich dort von der Geschäftigkeit der äußeren Welt erholen können.

ÜBUNG

Richten Sie in Ihrem Zuhause einen heilenden Raum ein. Sie können in den folgenden Leerzeilen einen Plan für Ihren Ruheort entwickeln und auflisten, was Ihnen dort helfen könnte, ein Gefühl des Friedens und der Sicherheit zu entwerfen, das die Heilung fördert.

Erdung

Als Erdung wird die Nutzung der Fähigkeit bezeichnet, den eigenen Körper wahrzunehmen und die Füße auf der Erde zu spüren, um das Nervensystem zu beruhigen. Sich zu erden ist bei Traumata und in Zuständen starker emotionaler Erregung sehr wichtig. Um sich im gegenwärtigen Augenblick zu ankern, brauchen Sie nur Ihre Sinnesfähigkeiten (Hören, Sehen, Riechen, Schmecken, Berühren). Eine einfache Übung für die sinnliche Wahrnehmung besteht darin, fünf Dinge, die Sie sehen, vier Dinge, die Sie hören, drei Dinge, die Sie berühren können, zwei Dinge, die Sie riechen, zu benennen und dann einmal tief und langsam zu atmen. Durch die Stärkung Ihres sensorischen Empfindungsvermögens können Sie Ihr Gewahrsein verbessern.

Beispielsweise können Sie langsam ein Stück von einem Apfel essen oder sich ein Duftöl, das Sie besonders mögen, auftragen.

Sich zu erden animiert Sie dazu, Ihren Körper zu spüren, auf Ihre Anspannungsmuster zu achten und Ihr Körpergewicht der Schwerkraft zu überlassen und dann zu spüren, wie die Erde Sie unterstützt. Sie können diese Übung auf dem Boden liegend ausführen. Lassen Sie Ihr Körpergewicht in die Punkte des Bodenkontakts Ihres Körpers hineinfließen. Achten Sie darauf, wie es sich anfühlt, sich zu entspannen. Stellen Sie fest, ob Sie sich sicher fühlen. Geben Sie allen in diesem Zusammenhang auftauchenden Emotionen Raum. Die Praxis der Erdung können Sie weiterentwickeln, indem Sie im Stehen Ihr Körpergewicht der Schwerkraft überantworten, und später können Sie dies auch beim langsamen und achtsamen Gehen tun. Sorgen Sie dafür, daß Ihre Knie dabei locker bleiben. Spüren Sie beim Gehen, wie sich Ihre Füße bei jedem Schritt heben und senken. Können Sie, während Sie sich bewegen, die Verbindung zu Ihren Emotionen und Empfindungen aufrechterhalten? Falls Sie das Gefühl haben, die Verbindung zu verlieren, sollten Sie das Tempo verlangsamen und in Stille zu sich selbst zurückkehren.

ÜBUNG

Erforschen Sie die Erdungsübungen. Was fällt Ihnen dabei in Ihrem Körper und Geist auf? Hat das Üben unangenehme Gefühle hervorgerufen? Konnten Sie zu positiven Emotionen in Kontakt zu treten? Auf diese Fragen gibt es keine richtigen und keine falschen Antworten.

REFLEXION

Notieren Sie im folgenden, wie es Ihnen ergangen ist.

Containment

Während Sie der Auseinandersetzung mit Ihren traumatischen Erinnerungen allmählich näher kommen, kämpfen Sie möglicherweise mit Emotionen, die Sie als zu stark oder als überwältigend empfinden. Es ist nichts dagegen einzuwenden, wenn Sie in solchen Fällen ein wenig zurücktreten und sich sammeln. Um ein Trauma heilen zu können, müssen Sie sich die Möglichkeit zurückerobern, selbst zu entscheiden, wie, wann und wo Sie Emotionen spüren wollen. Beispielsweise werden Sie traumatische Erinnerungen kaum im Alltagsleben verarbeiten wollen und ebensowenig, während Sie sich um Ihre Kinder kümmern. Sie brauchen dazu einen sicheren Ort, an dem nichts Unvorhersehbares passiert, und Möglichkeiten, schwierige Situationen im Leben zu spüren und zu verarbeiten.

Manchmal müssen Sie bestimmte besonders schwierige und belastende Gefühle, Bilder und Gedanken bewußt isolieren, um präsent sein und sich um wichtige Dinge in Ihrem Alltagsleben kümmern zu können. Dies ist nicht das gleiche wie Vermeiden. Abwehrmechanismen, die auf Vermeiden basieren, ermöglichen uns, Belastendes unbewußt von uns fernzuhalten. Bewußte Containment-Praktiken hingegen können uns helfen, uns von starken Emotionen in dem Bewußtsein zu distanzieren, daß wir uns in einer anderen Situation dem durch ein Trauma verursachten Schmerz zuwenden und ihn zum Ausdruck bringen werden.

Eine weitere Ressource, die für die Genesung von einem Trauma von unschätzbarem Wert ist, besteht in der Schaffung eines imaginierten Behälters, der Leid sicher aufbewahrt. Einige benutzen dazu Kisten, andere Aktenschränke oder Truhen. Ihr Behälter kann ein Raum in einem Haus sein oder eine Höhle in freier Natur, deren Öffnung durch einen Felsblock verdeckt wird. Es spielt keine Rolle, um welche Art von Behälter es sich handelt; er muß nur groß und stark genug sein, um Ihre schmerzhaften Gedanken, Gefühle und Erinnerungen aufnehmen zu können, wenn Sie nicht aktiv mit der Verarbeitung Ihres Traumas beschäftigt sind. Einige benutzen sogar einen realen Behälter, beispielsweise ein Gefäß mit einem verschließbaren Deckel, in das sie »ihre Probleme hineinlegen«. Ganz gleich, ob es sich um einen nur in der Vorstellung oder einen real existierenden Behälter handelt, er kann Sie in jedem Fall von Ihren negativen Gedanken befreien.

» *Bewußt eingesetzte Containment-Praktiken helfen Ihnen, Distanz von zu starken Emotionen zu gewinnen, wobei Sie sich verpflichten, sich zu einem späteren Zeitpunkt dem durch das Trauma verursachten Schmerz wieder zuzuwenden, sich damit auseinanderzusetzen und ihn zum Ausdruck zu bringen.*

Stellen Sie sich einen Gegenstand vor, der alle Ihre schwierigen Erinnerungen und Gefühle aufzunehmen vermag. Achten Sie darauf, wie sich dieser Behälter öffnet und schließt. Wenn Sie ihn verschließen, bleibt er fest verschlossen, bis Sie sich entscheiden, ihn wieder zu öffnen. Nur Sie selbst können Ihren Behälter öffnen. Sie können auch ein Schloß an Ihrem Behälter anbringen.

Wenn Sie sich bereit fühlen, können Sie im Geiste zu Übungszwecken etwas in den Behälter legen. Das kann eine Sorge, ein schwieriger Gedanke oder ein beunruhigendes Ereignis aus neuester Zeit sein. Öffnen Sie den Behälter, und legen Sie den Gedanken, das Gefühl oder das Ereignis hinein. Sobald das Objekt sich im Behälter befindet, können Sie sich vorstellen, ihn zu versiegeln und zu sichern und daß nun zwischen Ihnen und Ihren Sorgen eine Distanz entstanden ist.

ÜBUNG

Entwickeln Sie eine eigene Containment-Übung. Achten Sie darauf, wie Sie sich in Ihrem Körper fühlen, nachdem Sie sich von dem belastenden Gefühl distanziert haben. Registrieren Sie Gefühle der Entlastung, die Sie in Ihrem Körper empfinden können: Vielleicht hat sich eine Anspannung im Bereich Ihres Nackens aufgelöst, oder Sie ziehen die Schultern nicht mehr hoch. Achten Sie auf Ihren Atem und die Art der Gedanken, die bei Ihnen auftauchen.

REFLEXION

Notieren Sie im folgenden, wie es Ihnen ergangen ist.

____

____

____

____

Verbündete im Heilungsprozeß

Manchmal ist es schwer zu spüren, daß man sich selbst akzeptiert. Statt dessen fühlt man sich sehr selbstkritisch und lehnt sich ab. Verbündete im Heilungsprozeß sind reale oder fiktive Menschen oder Wesen, die uns nährende Zuwendung, Schutz und Weisheit zur Verfügung stellen. Falls Sie Schwierigkeiten haben, sich selbst gegenüber Mitgefühl aufzubringen, können Sie sich Ihre Verbündeten als liebevolle, heilende Präsenz vorstellen.

Als Verbündete können Sie Gestalten aus Filmen und Büchern wählen, eine spirituelle Präsenz oder bewundernswürdige geschichtliche Gestalten und sogar Tiere, die Sie mit Stärke assoziieren. Beispielsweise hatte einer meiner Patienten Aslan, den Löwen aus den *Chroniken von Narnia*, als Verbündeten. Er stellte sich den Löwen als eine mächtige Präsenz vor, die ihn beschützte und geleitete. Eine Patientin dachte an eine Freundin, eine großzügige Mutter, die ihren Kindern gegenüber immer freigebig war. Sie konnte sich vorstellen, von den lächelnden und gütigen Augen ihrer Freundin liebevoll angeschaut zu werden.

Wenn Sie darüber nachdenken, sich einen Verbündeten zu suchen, sollten Sie jemanden mit einer liebevollen und starken Präsenz wählen. Welche Charakterzüge assoziieren Sie mit Ihrem Verbündeten? Vielleicht suchen Sie ein Gefühl der Wärme, eine sanfte Stimme oder eine furchtlose Haltung gegenüber brutalen Zeitgenossen. Können Sie sich die starke und fürsorgliche Präsenz dieses Wesens vorstellen? Könnten Sie sich vorstellen, daß dieser Mensch oder dieses Wesen sich um jemanden kümmert, der unter Schmerzen leidet? Falls Sie einen Verbündeten von hoher Qualität gewählt haben, antworten Sie sicher: »Natürlich! Diese Person würde einen Menschen, der unter Schmerzen leidet, niemals zurückweisen; sie würde ihre Stärke jedem Leidenden zur Verfügung stellen.« Können Sie sich vorstellen, daß diese Person auch Sie fürsorglich behandelt?

Stellen Sie fest, wie Sie sich fühlen, während Sie sich vorstellen, daß Ihr Verbündeter für Sie da ist. Hält er Ihnen »den Rücken frei«? Bietet er Ihnen seine Weisheit oder liebevolle Fürsorge an? Manchmal ist es anstrengend oder kostet viel Zeit, einen Verbündeten zu finden. Gelegentlich schaltet sich der innere Kritiker ein und sagt: »Wer könnte mich denn jemals lieben? Ich bin es nicht wert, geschützt zu werden!« Falls es Ihnen so ergeht, können Sie einen Schritt zurücktreten und realisieren, daß Sie Ihre Sie selbst betreffenden Gefühle auf Ihren Verbündeten projizieren. Gehen Sie wie beim Ausführen aller anderen in diesem Arbeitsbuch enthaltenen Übungen sanft mit sich um, nehmen Sie sich genug Zeit, und setzen Sie sich ein Ziel, damit Sie bezüglich Ihres Erlebnisses neugierig bleiben.

ÜBUNG

Erforschen Sie, wie es ist, einen persönlichen Verbündeten für sich selbst zu entwickeln. Wenn es Ihnen gelingt, einen starken, positiven Verbündeten zu schaffen, können Sie darüber reflektieren, wie Ihr Körper, Geist und Atem darauf reagiert haben. Hatten Sie mit der Übung Schwierigkeiten, kann es sich ebenfalls als wertvoll erweisen, etwas über Ihre Erlebnisse aufzuschreiben.

REFLEXION

Nutzen Sie den folgenden Leerraum, um zu beschreiben, was Sie erlebt haben, und es so zu verarbeiten.

____

____

____

____

____

____

Sich dem Schmerz zuwenden

Renée erklärte, sie fühle sich bereit, sich mit ihrer traumatischen Lebensgeschichte auseinanderzusetzen. Sie hatte bereits Kindheitserinnerungen identifiziert, denen zufolge sie weglaufen wollte, wenn ihre Mutter sie mißhandelte. Wir fingen also an, uns genauer mit den Gefühlen und Überzeugungen zu beschäftigen, die mit diesen auf Probleme hinweisenden Erinnerungen verbunden waren. Renée erklärte, sie fühle sich innerlich unwohl, als hätte sie etwas falsch gemacht, ohne daß sie zu sagen gewußt hätte, um was es sich gehandelt haben mochte. Sie sagte, sie fühle sich im Bauch, im Brustkorb und in der Kehle angespannt. Sie hatte das Gefühl, nicht atmen zu können.

Dann erinnerte die Patientin sich an eine Situation, in der sie im Türrahmen zum Zimmer ihrer Mutter gestanden hatte. Sie war zu diesem Zeitpunkt etwa sechs Jahre alt gewesen und hatte sich einen Gute-Nacht-Kuß abholen wollen. »Ich wollte von meiner Mami ins Bett gebracht werden.« Ihre Mutter schaute sie aber nur angeekelt an und brüllte: »Was ist los mit dir, Renée?«

Daraufhin fing Renée an zu weinen. Sie erklärte, genau diese Worte habe sie immer wieder ihren eigenen Kindern gegenüber benutzt.

Sie hielt inne, schaute mich an und sagte: »Tief innen habe ich immer geglaubt, mit mir sei etwas nicht in Ordnung. Ich wollte nicht, daß sich meine Kinder ebenso fühlten. Sie sind wundervoll; sie sind einfach Kinder. Sie brauchen mich, und das ist gesund.«

Noch wichtiger war, daß Renée mit Tränen in den Augen emporschaute und sagte: »Was wäre, wenn auch mit mir damals tatsächlich nichts in Unordnung gewesen wäre? Ich war doch damals erst ein kleines Kind. Ich brauchte die Liebe meiner Mutter. Das Schlimmste ist, daß sie mich nicht lieben konnte; jedenfalls nicht so, wie ich es gebraucht hätte. Heute ist mir klar, daß ich Liebe verdient habe und daß ich die Menschen, die mich am meisten lieben, nicht von mir wegzustoßen brauche.«

Die Heilung einer komplexen PTBS setzt voraus, daß Sie bereit sind, Ihre Beziehung zum Schmerz zu verändern. Möglicherweise haben Sie viel Zeit und Energie darauf verwendet, sich von Ihrem Schmerz zu distanzieren oder Ihre Gefühle fest unter Verschluß zu halten. Letztlich ist die Integration eines Kindheitstraumas nur dann möglich, wenn Sie bereit sind, die Überzeugungen, Emotionen und Körperempfindungen, die mit Ihren schmerzhaften Erinnerungen verbunden sind, zu verarbeiten. Die Ressourcen, die Sie in diesem Kapitel kennengelernt und deren Nutzung Sie geübt haben, sind sehr wichtig für die Vorbereitung auf die Traumaverarbeitung und für die Genesung. Die Kapitel 4 und 5 geleiten Sie durch diesen Prozeß, indem sie Ihnen Strategien zur Heilung der intrusiven und depressiven Symptome einer C-PTBS vermitteln. Nutzen Sie während der Arbeit an den folgenden Kapiteln, in denen es um die Heilung intrusiver und depressiver Symptome einer C-PTBS geht, weiter die Ressourcen, die Sie bereits kennengelernt haben.

Zusammenfassung

In diesem Kapitel haben Sie gelernt, Vermeidungsverhalten zu erkennen; außerdem haben Sie an der Fähigkeit, sich selbst zu akzeptieren, gearbeitet; weiterhin wurde erklärt, warum Veränderung notwendig ist; und schließlich ging es um die Entwicklung von Ressourcen für die Arbeit an der Überwindung von Traumata.

REFLEXION

Nehmen Sie sich nun ein paar Minuten Zeit, um sich die Abschnitte mit der Überschrift »Übung« sowie Ihre Notizen zu den Abschnitten mit der Überschrift »Reflexion« noch einmal anzuschauen. Was von alldem sagt Ihnen momentan etwas? Haben sich bestimmte Ressourcen für die Arbeit an Widerstand als für Sie besonders nützlich erwiesen? Und würden Sie diese gern weiterhin nutzen? Denken Sie stets daran, daß es in dieser Phase der Traumabehandlung darum geht, eine so weitgehende Stabilisierung hinsichtlich der Symptome zu erreichen, daß Sie anfangen können, sich mit traumatischen Erinnerungen auseinanderzusetzen, ohne von Emotionen überwältigt oder überflutet zu werden. Haben Sie das Gefühl, daß die beschriebenen Ressourcen Sie ausreichend auf die eigentliche Traumaarbeit vorbereitet haben? Falls nicht, was würden Sie nach Ihrer Meinung sonst noch brauchen, um sich für die Traumaarbeit bereit zu fühlen? Notieren Sie im folgenden Ihre Antworten auf diese Fragen.

KAPITEL 4

Daniels Geschichte

Heilen invasiver Symptome

Daniel war sich nicht sicher, ob er auch nur irgendjemandem vertrauen könnte. Er hatte verschiedene Ärzte aufgesucht, die ihn alle nicht richtig verstanden hatten. Einer hatte eine Bipolare Störung bei ihm diagnostiziert, ein anderer eine Borderline-Persönlichkeitsstörung. Zweimal war er wegen selbstschädigenden Verhaltens und Suizidplänen stationär behandelt worden. Auch hatte er verschiedene Psychopharmaka erhalten, die bei ihm ein Gefühl der Benommenheit verursacht hatten.

Dann hatte Daniel angefangen, mit einem Psychiater zusammenzuarbeiten, der nicht nur seine Symptome und Diagnosen im Blick hatte. Er zeigte als erster Arzt ein gewisses Interesse daran, die Ursache von Daniels Leiden zu ergründen. Nachdem er sich die Berichte des Patienten über seine frustrierenden Erlebnisse mit früheren Behandlern genau angehört hatte, wurde ihm klar, daß die Wurzel aller Probleme Daniels eine entwicklungsbezogene Traumafolgestörung war. Daraufhin änderte er die Diagnose auf PTBS ab und ließ Daniel seine Medikamente nach und nach absetzen. Außerdem überwies er Daniel zu mir zur Behandlung einer komplexen PTBS.

Als Daniel das erste Mal meinen Behandlungsraum betrat, sah ich, daß seine beiden Arme mit Schnittverletzungen übersät waren. Er konnte mir kaum in die Augen schauen. Später berichtete er, er füge sich solche Selbstverletzungen schon seit geraumer Zeit zu. Er schilderte auch Erinnerungen, die wie unerwünschte Gäste in seinem Leben auftauchten, sowie sein Unbehagen bei dem Gedanken, das Haus zu verlassen, weil er nie wußte, ob er in nächster Zeit einen erneuten Flashback erleben würde. Er war sich nicht sicher, ob er sein Leben noch als lebenswert ansehen sollte. Ganz sicher wollte er nicht mehr so leben, wie er momentan zu leben gezwungen war. Dann versuchten wir gemeinsam, die Belastungen, die in Daniels traumatischer Lebensgeschichte zum Ausdruck kamen, zu entschlüsseln.

Daniels Geschichte veranschaulicht die mit den invasiven und intrusiven Symptomen einer komplexen PTBS verbundene starke Belastung. Symptome wie Angst, Panik, Flashbacks, Albträume, Hypervigilanz und emotionale Dysregulation können es uns weitgehend unmöglich machen, das Leben zu führen, das wir eigentlich führen wollen. Dieses Kapitel wird sich sowohl mit Werkzeugen beschäftigen, die geeignet sind, die mit Angst assoziierten falschen kognitiven Vorstellungen zu hinterfragen, als auch mit Fertigkeiten, die helfen, gesunde Beziehungen aufzubauen. Außerdem werden Sie darin etwas über das sogenannte »Toleranzfenster« erfahren, weil es dabei um die Emotionsregulation geht. Hauptziel dieser Phase der Traumabehandlung ist, mitfühlend die eigene Lebensgeschichte zu erforschen und zu verarbeiten. Denken Sie daran, sich zu stärken, indem Sie sich darin üben, sich selbst zu akzeptieren, sich zu erden, Ihres Atems gewahr zu werden, die Vorstellung eines sicheren Ortes zu entwickeln und Containment zu praktizieren.

» Die meisten Menschen hören nicht zu, um etwas zu verstehen, sondern mit der Absicht, etwas zu erwidern.«
STEPHEN R. COVEY,
Autor und Trainer

Der Geist bezwingt die Materie

»Ich habe ein paar gute Jahre erlebt«, erklärte Daniel, und dann gab er schüchtern zu: »Ich habe ein Stipendium für das College bekommen. Ich bin wohl ziemlich schlau.«

Daniel hatte im College eine Frau kennengelernt und sie nach dem Examen geheiratet. Aber nach ein paar Jahren hatten sich die beiden auseinanderentwickelt. Daniel hatte sich von seiner Frau getrennt, weil er das Gefühl gehabt hatte, völlig ins Schwimmen zu kommen. Als Ärzte ihm erklärten, er leide unter einer Bipolaren Störung oder einer Persönlichkeitsstörung, nahm er zunächst an, sie lägen mit ihrer Diagnose richtig. Er fing an, das

Umfeld, in dem er sich bewegte, einzuschränken. Seinen Beruf gab er auf, weil er glaubte, er sei zu krank, um arbeiten zu können. Er ging auch nicht mehr mit Freunden aus. Und er glaubte, andere Menschen könnten erkennen, daß mit ihm etwas nicht stimme. Er mußte eine Möglichkeit finden, sich aus dem Labyrinth seines Geistes zu befreien.

Unsere Gedanken beeinflussen sehr tief, wie wir uns selbst und die Welt wahrnehmen. Diese Sichtweise ist keineswegs neu. Vielleicht haben Sie als Kind das erste Mal einen Eindruck von der Kraft des positiven Denkens gewonnen, als man Ihnen die Kindergeschichte *Die kleine blaue Lokomotive* vorlas. Der kleinen Lok gelingt es gegen alle Widerstände, sich den Weg zur Bergspitze hochzuschnauben, wobei sie sich ständig vorhält: »Ich glaub, ich kann's, ich glaub, ich kann's.« Wir können den Erfolg unserer Bemühungen nicht immer voraussagen, aber die Wahrscheinlichkeit eines positiven Ergebnisses nimmt deutlich zu, wenn wir nicht mehr denken »Ich kann nicht«, sondern »Ich kann es versuchen«.

Wissenschaftlich gut erforschte psychotherapeutische Verfahren aus dem Bereich der Kognitiv-behavioralen Therapie (KBT) empfehlen, negative Gedanken zu hinterfragen und in nützlichere und unterstützendere zu verwandeln. Meist wird in diesem Zusammenhang empfohlen, die eigenen Gedanken in einem Tagebuch zu dokumentieren, um sich wiederholende Gedankenmuster und mit ihnen verbundene Emotionen und Verhaltensweisen identifizieren zu können. Wenn Sie sich beispielsweise einreden: »Ich weiß, daß die große Konferenz mit meinem Chef morgen schrecklich werden wird!«, empfinden Sie wahrscheinlich Angst. Die Folge ist wahrscheinlich, daß es Ihnen schwerfällt, Ihrem Chef in die Augen zu schauen und ihm gegenüber selbstbewußt aufzutreten. Haben Sie sich hingegen gesagt: »Ich kann meinem Chef auch dann meine Ideen vorstellen, wenn ich nervös bin«, können Sie sich wahrscheinlich auf das Treffen vorbereiten, indem Sie sich erden und indem Sie tief atmen, wodurch ein positiveres Resultat der Besprechung wahrscheinlicher wird.

» Denn an sich ist nichts weder gut noch böse, das Denken macht es erst dazu.«
WILLIAM SHAKESPEARE, Hamlet

Es geht nicht darum, ob Sie Ihre Gedanken als »gut« oder »schlecht« beurteilen. Nehmen Sie sich vielmehr genügend Zeit, sich zu vergegenwärtigen, daß manche Gedanken nützlich und andere weniger nützlich sind. Das Gewahrsein von Körperempfindungen, die in einer Beziehung zu bestimmten Gedanken stehen, hilft Ihnen zu erkennen, daß manche Gedanken erleichternd wirken, wohingegen andere mehr Leid erzeugen.

Sobald Sie Ihre negativen oder irrationalen Überzeugungen erkannt haben, können Sie diese durch positivere Gedanken ersetzen. Wenn Sie beispielsweise zu sich sagen: »Das wird niemals zu etwas führen«, »Was ist nur mit mir los!« oder: »Ich bin wertlos«, verstärken Sie dadurch selbsteinschränkende Überzeugungen und schmerzhafte Emotionen. Äußerungen dieser Art durch positivere oder nützlichere zu ersetzen – beispielsweise: »Es ist okay, nervös zu sein«, »Denke daran zu atmen« oder: »Die meisten Menschen akzeptieren mich, wenn ich Fehler mache« – stärkt wahrscheinlich Ihr Gefühl, über eine Anzahl positiver Handlungsmöglichkeiten zu verfügen.

Weit verbreitete Denkfehler

Schauen Sie sich nun einige besonders häufig vorkommende Denkfehler an, die Ängste verstärken und Ihr Leben erschweren können.

- **Alles-oder-Nichts-Denken** Dieser Denkfehler wird auch *Schwarz-weiß-Denken* oder *polarisiertes Denken* genannt und beinhaltet die Neigung, Situationen nur zwei Kategorien zuzuordnen, statt sie über ein Spektrum zu verteilen. Ein Beispiel hierfür ist: »Ich vermurkse doch sowieso immer alles; warum sollte ich da auch nur einen Versuch machen, es zu schaffen?«
- **Katastrophendenken** Dieser Denkfehler beinhaltet, daß man glaubt, das Allerschlimmste werde passieren, ohne daß man andere, wahrscheinlichere und weniger negative Möglichkeiten auch nur in Betracht zieht. Auf der Grundlage negativer Erwartungen machen Sie wie ein Wahrsager Aussagen über die Zukunft. Ein Beispiel: »Ich *weiß* einfach, daß ich die Prüfung nicht bestehen werde!«
- **Positives als unwichtig abtun** Dieser Denkfehler entwertet positive Erlebnisse oder schließt sie aus, als würden sie nicht zählen. Ein Beispiel: »Sie hat zwar gesagt, ich hätte beim Vorstellungsgespräch einen guten Eindruck hinterlassen, aber ich möchte wetten, daß das nicht ehrlich war.«

- **Emotionale Argumentation** Dieser Denkfehler beinhaltet, daß man etwas für wahr hält, weil man es so stark empfindet, wohingegen man das Fehlen von Beweisen bzw. das Vorliegen von Beweisen für das Gegenteil des Angenommenen ignoriert. Ein Beispiel: »Ich habe wegen der Party heute Abend ein schreckliches Gefühl. Ich bin mir sicher, daß ich mich dort zum Narren machen werde.«
- **Übertriebene Verallgemeinerung** Dieser Denkfehler besteht darin, daß aktuelle Situationen für die Entwicklung umfassender Schlußfolgerungen über Erlebnisse und Ereignisse herangezogen werden, die mit dem aktuellen Geschehen nicht das Geringste zu tun haben. Ein Beispiel: »Nie entwickelt sich etwas zu meinen Gunsten! Ich habe ständig unglaubliches Pech.«
- **Gedankenlesen** Dieser Denkfehler beinhaltet, daß Sie davon überzeugt sind zu wissen, was andere denken, ohne daß Sie andere Möglichkeiten als das von Ihnen Gemutmaßte auch nur in Erwägung ziehen und ohne daß Sie sich vergewissern, was diese anderen Menschen denn tatsächlich denken. Ein Beispiel: »Meine Freunde halten mich für dumm, da bin ich mir ganz sicher.«
- **Kategorische Forderungen** Bei diesem Denkfehler halten Menschen an unrealistischen und starren Standards wie Sollensforderungen bezogen auf sich selbst oder andere fest und kritisieren, wenn die Standards nicht erfüllt werden. Beispiel: »Ich hätte bei der Konferenz sprechen können müssen. Ich bin ein schrecklicher Versager.«

Die KBT nutzt den Disput über aktuelle Themen, um die oben genannten Denkfehler zu hinterfragen. Beispiele hierfür sind:

- Weiß ich denn wirklich sicher, daß das Schlimmstmögliche passieren wird?
- Welche Beweise habe ich für das, was ich für wahr halte?
- Kann ich wirklich die Zukunft voraussagen?
- Gibt es für das, was die andere Person tut, eine einleuchtende Erklärung, die nichts mit mir zu tun hat?
- Kann ich tatsächlich herausfinden, was dieser andere Mensch denkt?
- Wie kann ich Dinge, die (chaotisch, unvollkommen, unangenehm usw.) sind, akzeptieren, mit ihnen umgehen oder mit ihnen fertig werden?

REFLEXION

Nehmen Sie sich ein paar Minuten Zeit, um sich diese Liste von Denkfehlern noch einmal durch den Kopf gehen zu lassen, und notieren Sie sich, von welchen Sie sich persönlich angesprochen fühlen. Versuchen Sie, konkrete Beispiele für dysfunktionale Denkmuster, die Sie in irgendeiner Weise belasten, zu finden. Entwickeln Sie Fragen, mit deren Hilfe Sie Ihre Denkfehler entlarven können.

Umgang mit ambivalenten Botschaften

Wir übernehmen schon früh von unseren Eltern und anderen wichtigen Bezugspersonen Botschaften über Emotionen. In manchen Familien finden Emotionen einen sehr intensiven Ausdruck, wohingegen sie in anderen eher gedämpft oder sogar unterdrückt werden. Außerdem werden bestimmte Emotionen in einigen Familien anders behandelt als die übrigen. Bezogen auf Emotionen werden häufig ambivalente Botschaften übermittelt, und das kann Verwirrung stiften. Es folgen einige Beispiele:

- »Wenn ich mich wütend fühlte, wurde mein Vater noch wütender. Dadurch bin ich still und unterwürfig geworden. Wut empfinde ich als beängstigend und schlecht.«
- »Wenn ich traurig war, sorgte sich meine Mutter. Heute empfinde ich deshalb Angst, statt mich traurig zu fühlen.«
- »Es war für mich nicht in Ordnung, mich zu freuen oder glücklich zu sein. Meine Eltern haben mich zu jeder sich bietenden Gelegenheit ermahnt,

›den Ball flachzuhalten‹. So habe ich gelernt, das Leben nicht allzu wichtig zu nehmen.«
- »Jedesmal wenn ich aufgebracht war, hat meine Mutter mir etwas zu essen gegeben. Heute kann ich nicht mehr unterscheiden, ob ich Hunger habe oder wütend bin.«
- »Niemand hat sich in meiner Kindheit und Jugend sonderlich um meine Gefühle gekümmert. Ich mußte mit meinen Ängsten allein fertig werden. Ich empfinde immer noch gelegentlich Panik oder fühle mich überwältigt. Ich werde allen schnell ›zuviel‹.«
- »Ich wußte nie, was auf mich zu kam. Ich habe gelernt, genau darauf zu achten, wie sich andere fühlen. So schütze ich mich.«

Wenn man wieder eine gesunde Beziehung zu den eigenen Emotionen aufbauen will, muß man über die frühesten Einflüsse auf dieselben nachdenken, dysfunktionale Botschaften hinterfragen und neue Perspektiven entwickeln. Wut beispielsweise zeigt oft, daß uns jemand schlecht behandelt hat oder daß etwas nicht in Ordnung ist. Statt zu denken, daß Sie Ihre Wut ausdrükken oder unterdrücken müssen, sollten Sie die Energie der Wut nutzen, um selbstsicherer zu werden, klare Grenzen zu setzen oder sich leidenschaftlich für notwendige Veränderungen in Ihrem Leben zu engagieren.

Wurden Ihre Emotionen in Ihrer Kindheit als unwichtig abgetan, mißachtet oder mißverstanden, haben Sie als Erwachsener wahrscheinlich Schwierigkeiten zu erkennen, wie Sie sich fühlen. Allerdings können Sie sich darin üben, Ihren Körper zu spüren, um die Fähigkeit, sich in Ihre Gefühle einzustimmen, zu entwickeln. Im folgenden sind die mit den wichtigsten Emotionen verbundenen Körpersignale aufgeführt, jeweils mit positiven Botschaften bezüglich dieser Gefühle, die Sie in Ihr Leben einbeziehen können:

- **Traurigkeit** Ein Gefühl der Schwere in der Brust oder ein »Kloß« im Hals. Versuchen Sie, sich zu sagen: »Traurigkeit muß empfunden werden und zeigt, daß ich Zuwendung und Mitgefühl brauche.«
- **Wut** Zähneknirschen und Fäusteballen. Sie können sich sagen: »Wut gibt mir wertvolle Informationen und lehrt mich, daß ich es wert bin, fair und gütig behandelt zu werden. Ich kann meine Bedürfnisse auf positive Weise geltend machen.«

- **Angst** Zittrigkeit, Atemnot und Kältegefühle. Versuchen Sie zu sagen: »Wenn ich Angst empfinde, kann ich etwas dagegen tun und dann um mich schauen und feststellen, ob ich mich aufgrund dessen in Sicherheit befinde.«
- **Scham** Ein Kribbeln in der Magengrube und das Bedürfnis, das eigene Gesicht zu verbergen. Versuchen Sie zu sagen: »Meine Scham ist ein Relikt ungerechtfertigter Gefühle der eigenen Wertlosigkeit. Ich bin es wert, geliebt zu werden.«
- **Ekel** Das Gefühl, daß sich Ihre Lippen nach unten einrollen, während Sie die Nase rümpfen und im Magen Säure spüren. Experimentieren Sie damit zu sagen: »Ekelgefühle signalisieren, daß etwas nicht in Ordnung ist. Wenn sich etwas nicht richtig anfühlt, habe ich das Recht, nein zu sagen.«
- **Freude und Begeisterung** Sich vergnügt und voller Energie fühlen, lächeln und ein Glühen im Inneren sowie auf dem Gesicht zu spüren. Versuchen Sie zu sagen: »Ich habe das Recht, glücklich und frei zu sein. Ich brauche meine Freude nicht zu unterdrücken.«

Versuchen Sie, Ihre Emotionen in einer Haltung der Neugier und Offenheit zu erforschen. Dies hilft Ihnen, Ihr Selbstempfinden zu erweitern, während Sie Ihre emotionale Gesundheit wieder für sich beanspruchen.

REFLEXION

Nehmen Sie sich ein paar Minuten Zeit, um darüber zu reflektieren, wie man in Ihrer Ursprungsfamilie mit Emotionen umgegangen ist. Welche Botschaften haben Sie über Wut, Traurigkeit, Angst/Furcht, Scham sowie Begeisterung und Freude verinnerlicht? Ist es nützlich, Ihr Körpergewahrsein zu verbessern? Welche Botschaften würden Sie sich jetzt gern selbst über Ihre Emotionen übermitteln?

____

____

____

____

____

Interpersonale Kompetenz

Daniel fing an, mehr über seine Ehe und den Grund für seine Scheidung zu berichten. »Wir hatten ein paar gute Jahre, aber dann wollte meine Frau Kinder bekommen«, sagte er. »Und bei mir tauchten plötzlich diese entsetzlichen Gedanken darüber auf, meine Frau zu verletzen. Ich konnte mich nicht dazu durchringen, darüber zu reden, und ich hatte das Gefühl, eine Art Doppelleben zu führen.« Daniel fühlte sich verfolgt. Er hatte Angst vor den Bildern in seinem Kopf. Er gelangte zu der Überzeugung, es sei besser, die Nähe seiner Frau zu meiden.

Einer der häufigsten Gründe dafür, daß Menschen sich auf eine Psychotherapie einlassen, ist der mit Streß und Konflikten in Beziehungen verbundene Schmerz. Interpersonale Probleme oder Verluste können ein Gefühl der Verletzlichkeit und Destabilisierung hervorrufen. Eines der zentralen Probleme bei einer C-PTBS ist, daß die Sehnsucht nach einer Beziehung in krassem Widerspruch zu Erinnerungen steht, denen zufolge in Beziehungen keine Sicherheit zu erwarten ist. Deshalb kann der Aufbau gesunder Beziehungen für die Betroffenen schwierig sein.

In ständigem Beziehungskonflikt zu leben wirkt sich ungünstig auf die Heilung aus. Beziehungskrisen können schmerzhafte Beziehungsmuster, die wir in unserer Kindheit erlernt haben, wiederaufleben lassen. Betroffene können sich dadurch reviktimisiert fühlen oder sich in Gefahr glauben, andere zu viktimisieren. Es ist unerläßlich, sich zu Hause sicher zu fühlen, weil wir nur dann die Türen zu unseren früher erlittenen Verletzungen öffnen.

Selbst in den gesündesten Beziehungen wird die Verbindung zum Partner gelegentlich unterbrochen, und es kommen unerwartete Mißverständnisse vor. Fertigkeiten, welche die interpersonale Kompetenz unterstützen und die in einer Dialektisch-behavioralen Therapie vermittelt werden, helfen Ihnen, adäquate Grenzen aufrechtzuerhalten und Konflikte zu lösen. Manchmal müssen wir im Rahmen dieses Prozesses zugeben, daß wir selbst Schaden verursacht haben und daß wir für das, was wir getan haben, Verantwortung übernehmen. In anderen Fällen müssen wir uns weigern, die Verantwortung für das schädigende Verhalten eines anderen Menschen auf uns zu nehmen.

Grenzen

Eine Grenze zu definieren ist ein Aspekt der Selbstachtung, der es uns ermöglicht, bei unserem Nein und unserem Ja zu bleiben. Wenn wir keine klare Grenze definieren, geben wir anderen eher nach, weil wir uns nach Bestätigung sehnen. Um Grenzen aufrechtzuerhalten, müssen wir die Tatsache akzeptieren, daß wir anderen nicht immer zu Gefallen sein können. Grenzen sollten auch immer so flexibel sein, daß eine enge Verbindung zu anderen Menschen möglich bleibt. Letztlich erfordern adäquate Grenzen, daß wir sowohl Nähe als auch Getrenntheit tolerieren. Wir werden uns nun die drei am weitesten verbreiteten Muster ineffektiver Grenzen anschauen:

- **Entgrenzt** Wenn für Sie Entgrenztheit charakteristisch ist, zögern Sie wahrscheinlich, anderen Menschen klare Grenzen zu setzen, weil Sie fürchten, von ihnen abgelehnt zu werden. Sie neigen dann möglicherweise zum Verschmelzen mit anderen, und dadurch verlieren Sie um einer Beziehung willen Ihr Selbstempfinden. Sie kümmern sich dann eher um andere als um sich selbst. Ohne klar definierte Grenzen könnten Sie dazu neigen, sich über Ihre wahren Gefühle hinwegzusetzen und dadurch Groll und Wut bei sich selbst zu erzeugen. Heilung setzt voraus, daß wir uns der Selbstfürsorge widmen und unsere Grenzen klar festlegen. Hüten Sie sich davor, ja zu sagen, ohne durchdacht zu haben, was das bedeutet.
- **Starr** Wenn Ihr Stil des Umgangs mit Grenzen starr ist, neigen Sie wahrscheinlich zum Rückzug aus Beziehungen. Sie fühlen sich dann am sichersten, wenn Sie auf sich gestellt sind, und haben Ihre Verletzlichkeit durch Mauern abgesichert. Sind Grenzen zu starr, können Sie sich isolieren oder leben mit der belastenden Überzeugung, daß Sie sich immer selbst um alles kümmern müssen. Heilung setzt die Bereitschaft voraus, sich verletzlich zu machen und anzuerkennen, daß wir Bedürfnisse haben, die andere

erfüllen können und wollen. Um etwas, das wir brauchen, zu bitten, mag sich zunächst unangenehm anfühlen, aber wenn wir uns dazu durchringen, ist das ein Zeichen für Entwicklung und Fortschritt.

- **Kombination** Der dritte und häufigste Stil des Umgangs mit Grenzen ist eine Kombination der beiden zuerst beschriebenen Stile. Sie können oszillieren zwischen der Sehnsucht nach Verbundenheit und der Zurückweisung anderer Menschen, wenn diese Ihnen zu nahe kommen. Im Laufe des Heilungsprozesses wird Ihr Selbstgewahrsein des zu einem bestimmten Zeitpunkt bei Ihnen dominierenden Grenzstils gestärkt. Das Bedürfnis nach Nähe ist ebenso gerechtfertigt wie das Bedürfnis nach Abstand; allerdings werden Sie sich zufriedener fühlen, wenn Sie in der Lage sind, sich um die Erfüllung dieser Bedürfnisse durch die Menschen, die Sie lieben, zu bemühen, indem Sie beispielsweise signalisieren, daß Sie Zeit für sich allein zum Nachdenken brauchen, statt jemanden abrupt zurückzuweisen, um sich den Raum zu verschaffen, den Sie gerade brauchen. Auf zuträgliche Weise für die eigenen Interessen einzutreten kann zum Ausdruck kommen, indem wir sagen: »Ich brauche jetzt ein wenig Zeit für mich allein. Ich werde einen Spaziergang unternehmen. Wenn ich zurückkomme, bin ich besser in der Lage, zu dir in Kontakt zu treten.«

Zu den Dingen, durch die Sie selbst gesunde Grenzen fördern können, zählen:

- **Selbstgewahrsein entwickeln** Die Achtsamkeitsübung kann Ihnen helfen, dessen gewahr zu werden, was Ihr Verhalten motiviert. Wenn Sie aus Angst vor Zurückweisung oder vor Nähe handeln, sollten Sie ein wenig »herunterschalten« und den Kontakt zu Ihrer Atmung und Ihrem Körper wiederherstellen.
- **Üben, nein zu sagen** Eine wichtige Fähigkeit, die der Aufrechterhaltung von Grenzen dient, besteht darin, nein zu sagen, wenn sich Ihrem Empfinden nach etwas »nicht richtig« anfühlt. Schuldgefühle zu überwinden und die eigenen Grenzen gut wahren zu können erfordert manchmal Übung. Auch wenn andere über Ihre Entscheidung enttäuscht sein mögen, brauchen Sie nicht nachzugeben oder wütend zu werden.
- **Üben Sie, um das zu bitten, was Sie brauchen** Ebenso wichtig ist es, selbstsicher die eigenen Bedürfnisse und Wünsche vorzubringen. Üben

Sie deshalb, um Dinge zu bitten. Dazu müssen Sie mit der Enttäuschung über eine abgelehnte Bitte fertig werden können. Und wenn Ihre Bitte Gehör findet, müssen Sie eventuell mit der Nähe fertig werden, die entsteht, weil sich jemand um Sie kümmert. Respektvoll um die Erfüllung eigener Bedürfnisse zu bitten beinhaltet die Anerkennung dessen, daß Sie es wert sind, von anderen fürsorglich behandelt zu werden.

REFLEXION

Schauen Sie sich die soeben beschriebenen verbreiteten ineffektiven Grenzmuster noch einmal an. Sagt Ihnen eines dieser Muster interpersonaler Beziehungen etwas? Wieso? Denken Sie nun auch noch einmal darüber nach, welche Schritte Sie initiieren können, um adäquate Grenzen zu setzen. Wie können Sie diese Möglichkeiten nutzen, um Ihre Beziehungen zu verbessern?

Konflikte auflösen

Zu den Fertigkeiten, welche die DBT für einen kompetenten Umgang im interpersonalen Bereich lehrt, zählt eine gleichzeitig selbstbewußte und fürsorgliche Herangehensweise an die Lösung von Konflikten. Eine für alle Beteiligten zuträgliche Kommunikation bevorzugt »Ich-Aussagen«, die andere Menschen weder beschuldigen noch verurteilen. Gute Kommunikation erfordert, der eigenen Bedürfnisse bewußt zu sein und sie verständlich machen zu können. Außerdem setzt sie das Bestreben voraus, die Sicht der anderen beteiligten Person ebenso zu verstehen wie ihr Interesse an einer Fortsetzung der gemeinsamen Beziehung. Konflikte gibt es auch in den besten Beziehungen. Wir werden uns nun Strategien zuwenden, die bei der Auflösung von Konflikten nützlich sind.

- **Beschränken Sie sich auf Beschreibungen.** Beschreiben Sie Ihre Situation, indem Sie über Tatsachen berichten, und vermeiden Sie Urteile. Hüten Sie sich vor Formulierungen wie »Du machst immer …« oder »Du machst, daß ich mich … fühle.« Es folgt ein Beispiel für eine bessere, weil beschreibende Formulierung: »Wenn ich von der Arbeit nach Hause komme, merke ich, daß du mit mir über deine Erlebnisse an diesem Tag reden möchtest.«
- **Benennen Sie Ihre Gefühle.** Sprechen Sie über Gefühle, statt anzunehmen, Ihr Gegenüber wisse ohnehin, wie Sie sich fühlen. Beispielsweise: »Ich bin müde, wenn ich nach Hause komme, und es fällt mir schwer, dann gleich zu dir in Kontakt zu treten.«
- **Bitten Sie um das, was Sie wollen.** Niemand kann Gedanken lesen. Drücken Sie aus, was Sie wollen, indem Sie der anderen Person erklären, was Sie brauchen. Beispielsweise: »Wenn ich von der Arbeit nach Hause komme, würde ich gern 15 Minuten für mich haben, um mich zu beruhigen. Danach kann ich dir meine volle Aufmerksamkeit geben.«
- **Fragen Sie die andere Person, was *sie* braucht.** Wenn Sie Ihr Gegenüber nach Bedürfnissen und Wünschen fragen, zeigen Sie Ihr Interesse. Dabei kann es nützlich sein zu wiederholen, was Sie gehört haben, um sicher zu gehen, daß Sie richtig verstanden haben. Beispielsweise: »Du möchtest abends zu mir in Kontakt treten. Habe ich das richtig verstanden?«
- **Geben und Nehmen.** In guten Beziehungen wird manchmal über die Bedürfnisse beider Beteiligter verhandelt. Teilen Sie der anderen Person mit, daß Sie bereit sind, auf ihre Bedürfnisse einzugehen, und vertreten Sie gleichzeitig weiter Ihre eigenen Wünsche und Bedürfnisse. Beispiels-

weise: »Ich werde dafür sorgen, daß wir eine wertvolle und für uns beide wichtige Zeit miteinander verbringen.«

- **Ziehen Sie sich nötigenfalls zurück.** Wenn Sie sich zurückgewiesen oder in die Defensive gedrängt fühlen, sollten Sie sich unbedingt ein paar Minuten Zeit nehmen, um sich zu beruhigen. Im Falle einer solchen »Auszeit« ist es sinnvoll, eine Vereinbarung über die benötigte Zeitspanne zu treffen und Ihre Entschlossenheit zur Lösung des Konflikts zu versichern. Beispielsweise: »Ich merke, daß ich mich in die Defensive gedrängt fühle. Du selbst und unser Gespräch sind mir zwar wichtig, aber ich muß ein wenig Luft holen. Können wir eine kurze Pause machen und uns darauf einigen, uns in zehn Minuten wieder zusammenzusetzen?«

In guten interpersonalen Beziehungen ist die Kommunikation klar, fair und von Güte geprägt. Hüten Sie sich davor, andere Menschen herabzusetzen und zu beschimpfen. Bemühen Sie sich wirklich um Respekt, und bleiben Sie unbedingt bei der Wahrheit. Falls Sie jemanden verletzt haben, ist Ihre Bereitschaft, dies zuzugeben und sich zu entschuldigen, der Heilung der verletzten Gefühle des anderen sehr förderlich.

REFLEXION

Nennen Sie einige der Muster, die in Ihren Beziehungen eine Rolle spielen, sowie typische Konflikte darin. Schauen Sie sich die weiter oben beschriebenen Strategien zur Lösung von Konflikten noch einmal genau an. Wie können Sie diese Werkzeuge zur Stärkung Ihrer Beziehungen nutzen?

____

____

____

____

____

____

____

Emotionsregulation

Daniel sprach darüber, wie schwer es für ihn sei, mit seinem Schmerz umzugehen. Manchmal, wenn er sich von unangenehmen Körperempfindungen überwältigt fühle, erstarre er oder verfalle in Panik. Beispielsweise habe ihn einmal ein Mann in einem Supermarkt »falsch angeschaut«. Daraufhin habe er den vollen Einkaufswagen auf dem Gang stehen lassen, sei aus dem Supermarkt geflohen und in einem Zustand der Benommenheit nach Hause gegangen. Der Zustand hatte noch einige Stunden angehalten.

Die Emotionsregulation zielt darauf ab, das durch unzuträgliche Reaktionen auf Emotionen hervorgerufene Leiden zu verringern. Es geht nicht darum, die Emotionen völlig zu eliminieren, denn Emotionen sind nun einmal dafür da, empfunden zu werden. Vielmehr sollen die mit den Emotionen verbundenen Empfindungen und Handlungen verringert werden – in Daniels Fall das Verlassen des Supermarkts und das stundenlange Verharren in einem Zustand der Benommenheit –, was die Emotionsregulation ermöglicht. Wie für Meereswellen gilt es auch für Emotionen generell, daß sie anschwellen, ihren Gipfel erreichen und sich dann wieder zurückziehen. Am Meer verläuft jeder Tag anders: Wind, Strömungen und Gezeiten wandeln sich ständig. Das erste Ziel der Emotionsregulation ist, daß Sie lernen, Ebbe und Flut Ihrer inneren Welt zu spüren, damit Sie auch den stärksten Sturm ungefährdet überstehen. Wir schauen uns nun einige Probleme an, die Emotionsregulation erforderlich machen können.

Emotionales Hijacking

Daniel Goleman hat den Begriff *emotional hijacking* eingeführt, der die Außerkraftsetzung unserer Gedanken und Verhaltensweisen durch Angst oder Wut bezeichnet. Im limbischen System des menschlichen Gehirns gibt es eine zentrale Struktur mit Namen Amygdala, die wie ein Rauchmelder funktioniert: Ihre Aufgabe ist es festzustellen, ob wir in Gefahr sind. Ist dies der Fall, kann die Amygdala den Neokortex, den Bereich im oberen Teil des Gehirns, der für rationales Denken und für die Reflexion zuständig ist, zeitweilig hemmen. Im Interesse des Überlebens ist es besser, wenn wir beim

Anblick eines Tigers augenblicklich davonlaufen, statt zunächst innezuhalten und über die Situation nachzudenken.

Emotionales Hijacking leitet eine instinktgesteuerte Kampf-oder-Flucht-Reaktion ein. Allerdings kommen bei Menschen mit einer C-PTBS leider häufig Fehlalarme vor. Intrusive Symptome wie Flashbacks oder starke Reaktivität können schon allein bei Wahrnehmung einer massiven Bedrohung auftreten; eine reale Gefahr braucht also gar nicht zu bestehen. Beispielsweise können wir übertrieben stark auf Verärgerung reagieren, die wir in der Stimme unseres Partners zu hören glauben, oder darauf, daß wir während eines Gesprächs unterbrochen werden, oder darauf, daß unser Kind, ein Teenager, unsere Aufforderung, sein Zimmer aufzuräumen, mit genervtem Augenrollen quittiert. Würden wir uns geerdet und ruhig fühlen, hätten diese relativ unwichtigen Vorfälle vermutlich eine viel geringere Wirkung auf uns. Fühlen wir uns jedoch verletzlich, neigen wir viel stärker zu impulsiven Verhaltensweisen.

> *Wenn wir traumatische Erinnerungen erfolgreich verarbeitet haben, sind wir in der Lage zu sagen: »Das Trauma ist geschehen, ich habe es erlebt, und jetzt ist es vorüber.«*

Emotionales Hijacking ist ein Problem, das häufig vorkommt, und kann durch die Entwicklung der Fähigkeit zur Emotionsregulierung eingedämmt werden. Sie können sich davor schützen, von Ihren eigenen Emotionen überwältigt zu werden, indem Sie Ihre emotionale Intelligenz entwickeln, die Fähigkeit, Emotionen zu identifizieren und angemessen darauf zu reagieren – sowohl auf Ihre eigenen Emotionen als auch auf die der Menschen in Ihrer Umgebung. Es geht also nicht darum, Emotionen zu ignorieren, sondern Sie sollen die Informationen, die Emotionen Ihnen liefern, für Entscheidungen über Ihr Verhalten zu nutzen lernen. Wenn Sie sich immer wieder von Emotionen überwältigt fühlen, können Sie lernen, etwas dagegen zu tun. Üben Sie sich darin, die Überflutung durch Emotionen so lange zu unterbrechen, bis sich bei Ihnen wieder ein Gefühl des Gleichmuts einstellt. Wir werden uns nun anschauen, wie sich dies erreichen läßt.

- Versuchen Sie, einige Male langsam und tief zu atmen, um Ihr Autonomes Nervensystem zu beruhigen.

- Nehmen Sie sich eine Auszeit, entfernen Sie sich aus der Trigger-Situation und machen Sie eine Pause, um sich zu sammeln und zu erden.
- Beobachten Sie Ihren Geist. Erforschen Sie, was Sie sich selbst über die Situation einreden, und fragen Sie sich, ob es wirklich zutrifft. Oft ist ein Bedürfnis, recht zu haben, im Spiel. Können Sie sich eine Weile von dem Drang, alles zu beweisen, lösen?
- Denken Sie sich einen kurzen Satz aus, den Sie sich vergegenwärtigen können, wenn Sie das Gefühl haben, bald die Kontrolle über Ihre Emotionen zu verlieren. Dazu eignen sich Sätze wie: »Es ist okay«, »Beruhige dich« oder: »Laß es los«.
- Verstärken Sie Ihr Gewahrsein Ihrer emotionalen Wirkung auf andere. Stellen Sie sich das Kielwasser eines Bootes auf einem ruhigen Gewässer vor. Wie soll das Kielwasser, das Sie hinter sich lassen, aussehen?

REFLEXION

Nehmen Sie sich ein paar Minuten Zeit, um sich den vorigen Abschnitt noch einmal anzuschauen. Können Sie sich an Situationen erinnern, in denen Sie etwas dem emotionalen Hijacking Entsprechendes erlebt haben? Schauen Sie sich einige der Werkzeuge noch einmal an, die helfen können, Ihre Reaktivität zu dämpfen. Können Sie sich vorstellen, diese in Ihrem Leben zu nutzen?

Das Toleranzfenster

Das Konzept des *Toleranzfensters,* das Daniel Siegel, ein klinischer Psychiater, entwickelt hat, bezeichnet eine optimale Zone der Erregung des Nervensystems, in der wir besonders gut auf unsere Emotionen reagieren können. Wenn wir uns außerhalb dieses Toleranzfensters befinden, wechseln wir in die sogenannten Überlebensmodi. Wenn wir uns ängstlich, überwältigt oder in Panik fühlen, so zeigt dies einen Zustand der Übererregtheit an, wohingegen Empfindungen wie Verschlossenheit, Gefühlstaubheit oder Abgeschnittensein auf einen (zu) schwachen Erregungszustand hindeuten. Patienten mit einer C-PTBS wechseln häufig zwischen den beiden Extrempositionen oder fühlen sich im einen oder anderen Extremzustand gefangen.

Um sich in der Emotionsregulation zu üben, fokussieren Sie zunächst auf die Entwicklung der Fähigkeit, im Bereich Ihres Toleranzfensters zu bleiben, indem Sie trainieren, die Wechsel Ihrer Empfindungen, Gedanken und Emotionen aufmerksam zu verfolgen. Dadurch stärken Sie Ihre Fähigkeit, die subtilen Anzeichen für Dysregulation zu erkennen. Ein frühes Signal für die Entstehung eines Problems kann leichte Reizbarkeit oder zunehmende Frustration sein. Vielleicht merken Sie, daß Ihr Atem flach geworden ist oder Sie den Unterkiefer anspannen. Wenn Sie in der Lage sind, solche leichten Veränderungen in Ihrem Körper zu erkennen, können Sie Ressourcen der Selbstfürsorge nutzen, bevor Emotionen Sie überwältigen oder Sie sich ihnen gegenüber verschließen müssen.

REFLEXION

Welche frühen Anzeichen für eine Störung der Emotionsregulation weisen darauf hin, daß Sie dabei sind, den Bereich Ihres Toleranzfensters zu verlassen? Welche Ressourcen der Selbstfürsorge waren Ihnen bei der Arbeit in Kapitel 3 nützlich? Wie glauben Sie, diese Strategien der Emotionsregulation nutzen zu können, bevor Ihre Situation sich zu einer Krise ausweitet? Beschreiben Sie im folgenden Ihre Erlebnisse.

___

___

___

____

____

____

____

____

Streßtoleranz

Wenn das erste Ziel der Emotionsregulation darin besteht, daß wir lernen, Ebbe und Flut unserer inneren Welt zu spüren, ist das zweite Ziel die Vergrößerung unseres Toleranzfensters. Bei Menschen, die Traumata erlebt haben, ist meist die Fähigkeit, Empfindungen und Emotionen zu erleben, eingeschränkt. Wir müssen lernen, mit unterschiedlichen Gefühlen fertig zu werden. Dies können wir erreichen, indem wir unsere Fähigkeit, trotz zunehmender Stärke von Empfindungen und Emotionen präsent zu bleiben, entwickeln.

Wir können lernen, mit mehr Streß fertig zu werden, indem wir ganz allmählich den Bereich unserer Komfortzone verlassen. Die somatische Psychotherapie versucht, das Toleranzfenster durch eine *Pendulation* (»Pendeln«) genannte Aktivität nach und nach zu erweitern. Dabei wechselt die Aufmerksamkeit zwischen Gefühlen der Sicherheit und des Unbehagens, die wir in unserem Körper empfinden, hin und her. Dies verläuft folgendermaßen:

- Vergegenwärtigen Sie sich in einer Umgebung, in der Sie sich sicher fühlen, ein belastendes Erlebnis aus neuerer Zeit. Je nachdem, wie wohl Sie sich fühlen, können Sie entweder ein relativ harmloses Ereignis oder eines, das Sie zwingt, den Bereich Ihres Toleranzfensters zu verlassen, wählen. Beobachten Sie genau, welche Emotionen, Gedanken und Körperempfindungen Sie erleben, während Sie sich an das Ereignis erinnern. Richten Sie Ihre Aufmerksamkeit auf die Körperbereiche, in denen Sie Anspannung und Unbehagen verspüren. Verweilen Sie einige Atemzüge bei diesen Empfindungen.

- Wählen Sie einen beschreibenden sprachlichen Ausdruck für Ihre Belastungsempfindungen. Dieser kann eine Empfindung, eine Emotion, eine Farbe oder ein Bild beinhalten. Beispiele hierfür könnten »sprunghaft«, »wütend«, »heiß«, »eingeschlossen«, »Furcht« und »dunkel« sein.
- Richten Sie die Aufmerksamkeit nun auf einen Bereich in Ihrem Körper, in dem Sie sich ruhig und friedlich fühlen. Vielleicht ist das der Bereich um Ihr Herz, vielleicht sind es auch Ihre Hände oder Beine. Falls es Ihnen nicht gelingt, solche positiven Empfindungen zu orten, können Sie auch nach einem Bereich Ausschau halten, in dem Ihr Körper sich neutral anfühlt. Lassen Sie Ihr Gewahrsein nochmals einige Atemzüge lang dort verweilen.
- Wählen Sie ein Wort, das Ihre ruhige oder neutrale Empfindung beschreibt. Es kann auch wieder einer Empfindung, einer Emotion, einer Farbe oder einem Bild entsprechen. Beispiele sind in diesem Fall »entspannt«, »Frieden«, »frei«, »klar«, »leer« oder »hell«.
- Beginnen Sie nun, mit Ihrer Aufmerksamkeit zwischen belastenden und ruhigen Empfindungen hin und her zu wechseln. Denken Sie an Ihr belastendes Erlebnis, spüren Sie Ihre entsprechenden Emotionen, und treten Sie zu der sprachlichen Beschreibung, für die Sie sich entschieden haben, in Verbindung. Versuchen Sie, ein wenig bei dem unangenehmen Erlebnis zu verweilen. Kehren Sie mit der Aufmerksamkeit anschließend zu Ihrer ruhigen oder neutralen Empfindung und dem damit verbundenen Wort oder Bild zurück. Wiederholen Sie diese Wechsel einige Male, wobei Sie mit Ihrer Aufmerksamkeit zwischen Ihrem Ort der Ruhe und dem belastenden Ereignis pendeln.
- Achten Sie darauf, ob in Ihrem Körper Empfindungen neu auftauchen; dabei kann es sich auch um den Wunsch handeln, tief zu atmen, die Atemluft mit einem Seufzer wieder auszustoßen oder den eigenen Körper in Reaktion auf das, was Sie empfinden, zu bewegen. Vielleicht verspüren Sie den Impuls, Ihre Arme oder Beine zu schütteln oder mit ihnen Stoßbewegungen auszuführen. Solche Impulse sind zu erwartende Bestandteile des hier initiierten Vorgangs – einer normalen und gesunden Auflösung der Kampf-oder-Flucht-Reaktion. Folgen Sie Impulsen, sich zu bewegen, bis Sie das Gefühl haben, daß der Vorgang abgeschlossen ist.

Wenn Sie mit der Pendel-Übung vertraut sind, können Sie dieselbe noch einmal mit einer belastenden traumatischen Erinnerung wiederholen. Sollten Sie aber bisher noch keinen Kontakt mit solchem Material gehabt haben, ist es besser, mit einem somatisch orientierten Psychotherapeuten, der mit der von Peter Levine entwickelten Therapie *Somatic Experiencing*® vertraut ist, an solchen Erlebnissen zu arbeiten.

REFLEXION

Beschreiben Sie im folgenden Ihre Erfahrungen mit der Pendelübung. Mit welchen Worten haben Sie sie beschrieben? Wo genau in Ihrem Körper haben Sie Unbehagen gespürt? Und wo haben Sie eine ruhige oder neutrale Empfindung entdeckt? Was ist Ihnen beim abwechselnden Fokussieren Ihrer Aufmerksamkeit auf Ihre belastenden und Ihre ruhigen oder neutralen Empfindungen aufgefallen? Beschreiben Sie, was Sie erlebt haben.

YOGA AM RANDE

Yoga bietet uns die Möglichkeit, unsere Beziehung zum Unbehagen zu einem Erwachen des Herzens umzudeuten. Diese Aktivität widmet Körper, Atem und Geist gegenwärtig zentrierte Aufmerksamkeit. Ziel ist dabei, den »Rand« der Empfindung zu erreichen, indem Sie bestimmte Körperhaltungen so lange einnehmen, daß Ihr Geist gezwungen wird, seine Aufmerksamkeit zu fokussieren. Bleiben Sie zu weit von diesem Rand entfernt, ist die Empfindung, die sich einstellt, so schwach, daß Sie nicht damit arbeiten können, und die Übung bleibt oberflächlich. Ob Sie »über den Rand« hinausgegangen sind, erkennen Sie daran, daß Sie die Verbindung zum Atem verlieren oder daß Sie einen scharfen Schmerz spüren. Achten Sie auf diese Signale, damit Sie sich nicht selbst verletzen.

Beim Yoga lernen Sie, der Weisheit Ihres Körpers genau zuzuhören. Bei intensivem Üben der Yoga-Haltungen kann Furcht aufkommen. Vielleicht möchten Sie sogar davonlaufen. Sie haben dann die Möglichkeit, bei dem, was Sie erleben, entweder zu bleiben oder davor zurückzuscheuen. Vielleicht fühlen Sie sich sehr reizbar oder unbehaglich. Oft hat das Verweilen bei Ihrem Erleben »am Rande« starke innere Veränderungen zur Folge. Sie können auch ein Aufwallen von Emotion erleben oder den Wunsch verspüren, Ihren Körper zu bewegen, um sich aufbauende Empfindungen aufzulösen. Es geht darum, sich diesem Erleben zu überantworten.

Bei meinem Training in Kripalu-Yoga wurde immer wieder darauf hingewiesen, daß *Wille* und *Hingabe* polare Gegensätze sind, zwischen denen ein Gleichgewichtszustand bestehen müsse. Wie die beiden Flügel eines Vogels ermöglicht erst beider Mitwirkung zu fliegen. Ein Zuviel an Bemühung macht starr und hart. Eine Überbetonung der Hingabe kann entweder zu einem Zustand der Stagnation oder zu übertriebener Flexibilität führen. Yoga-Haltungen, die den Willen stärken, sind die Krieger-Haltungen, Übungen, die das Herz öffnen, und Haltungen, die darauf zielen, eine Balance zu erreichen. Hingabe fördernde Yoga-Haltungen sind die Kind-Haltung, die Vorwärts-Beugen und yogatypische Entspannungsübungen.

Wenn Sie auf Ihren Körper achten, erhalten Sie Feedback darüber, wann Sie sich stärker anstrengen müssen und wann es besser ist, ein wenig ruhiger an die Dinge heranzugehen. Spüren Sie einen scharfen Schmerz? Halten Sie den Atem an? Dies sind Zeichen dafür, daß es besser ist, die Zügel ein wenig locker zu lassen. Fühlen Sie sich müde oder desinteressiert? Fühlen Sie sich in Ihrer momentanen Haltung dumpf? Diese Zeichen sollten Sie dazu bewegen, Ihre Übung zu vertiefen und sich auf eine neue Herausforderung einzulassen. Der wichtigste Teil der Übung ist Ihre Bereitschaft, ehrlich Ihren Empfindungen und Emotionen zu lauschen.

Die eigene Geschichte verstehen

Daniel und ich machten uns daran, seine Lebensgeschichte sehr gründlich zu erforschen. Weil er nun über Werkzeuge zur Verbesserung seiner Streßtoleranz verfügte, konnte er die Fluktuation seiner Emotionen verfolgen, während er über sein Leben in der Vergangenheit sprach. Er teilte mit, sein Vater sei Alkoholiker gewesen und habe ihn und seinen Bruder mißhandelt. Das Schlimmste war für ihn gewesen, daß er hatte zuschauen müssen, während sein Bruder geschlagen wurde. Er haßte Gefühle der Hilflosigkeit. Es hatte ihn angeekelt zu erleben, daß seine Mutter einfach nur dagestanden und nichts getan hatte, um ihn zu schützen. Ganz allmählich entwikkelte er die Fähigkeit, über seine entsetzliche Vergangenheit zu sprechen.

Daniel berichtete auch über eine Lehrerin, die er in der sechsten Klasse gehabt und die seine Intelligenz erkannt hatte. Er sagte leise: »Sie war der erste Mensch, der mir glaubte.«

Er erklärte: »Wegen ihr habe ich überlebt. Später hat sie mir geholfen, mein Elternhaus zu verlassen. Und sie hat dafür gesorgt, daß ich ein Stipendium bekam und deshalb ein College besuchen konnte.«

Um von einer C-PTBS geheilt zu werden, müssen Sie sich mit Ihrer eigenen Traumageschichte auseinandersetzen. Die Integration traumatischer Erinnerungen erfordert Arbeit an den Anteilen Ihrer schmerzhaften Vergangenheit, Stück für Stück. Falls Sie sich überwältigt fühlen, können Sie das

Tempo der Verarbeitung beeinflussen, indem Sie sich immer nur mit einer einzigen Erinnerung oder sogar nur mit einem Teil davon beschäftigen – indem Sie den Heilungsprozeß in kleine, besser zu verstehende Einheiten aufteilen. Ihre Erlebnisse anzuerkennen ist der Anfang des Heilungsprozesses.

Kohärenz entwickeln

Die eigene Geschichte erzählen zu können ist ein Ausdruck von Macht. Nach Bessel van der Kolk, einem klinischen Psychiater, der als Fachmann für die Behandlung posttraumatischer Belastungsstörungen bekannt ist, beinhaltet die Heilung von Traumata, daß man lernt, entsetzliche Ereignisse in Worte zu fassen. Auch Daniel Siegel spricht von der Bedeutung von »Kohärenz« als einer zentralen Komponente bei der Heilung von traumatischen Kindheitserlebnissen. Die beste Definition von Kohärenz ist, daß es sich um etwas handelt, das in sich stimmig ist. Dies bedeutet nicht, daß jemand Sie dazu bringen will, in Ihrer Kindheit erlebte Traumata nach dieser Behandlung »okay« zu finden. Kohärenz beinhaltet, daß Sie Ihre Vergangenheit und wie diese sich auf Ihr gegenwärtiges Leben auswirkt, verstehen. Schauen wir uns einmal an, was Kohärenz fördert:

- Umsichtige Reflexion über das Leben unter Einbeziehung traumatischer Verluste;
- Bewußtsein der einzigartigen Erlebnisse, die Sie zu dem gemacht haben, der Sie heute sind;
- Entwickeln einer umfassenden Erzählung über Ihr Leben, die Ihr Selbstverständnis organisiert, Ihnen zu neuen Informationen verhilft und Ihre laufende Entwicklung unterstützt.

In der nächsten Übung werden Sie mit Fragen konfrontiert, die Ihnen helfen sollen, Ihre Kindheitsgeschichte zu erforschen und so eine Basis für die Entwicklung einer zusammenhängenden Erzählung zu schaffen. Die Fragen sind als Aufforderungen zu verstehen, über das Wesen Ihrer Beziehungen zu Ihrer Familie und zu anderen wichtigen Bezugspersonen ebenso nachzudenken wie über Mißbrauchs- und Mißhandlungserlebnisse und Vernachlässigung. Die Übung wird Ihnen helfen zu erkennen, welche traumatischen

Ereignisse bei Ihnen weiterhin als Trigger fungieren, die in der Gegenwart destabilisierend wirken. Einige Fragen dienen außerdem der Suche nach positiven, resilienzfördernden Faktoren, was Ihnen helfen soll, potentielle Ressourcen oder Verbündete für Ihre Heilung zu finden.

Seien Sie sich darüber im klaren, daß Sie unangenehme Empfindungen und Emotionen erleben können. Falls Sie merken, daß Sie besonders neuralgische Punkte aktivieren, die mit traumatischen Erinnerungen zusammenhängen, sollten Sie sich die Freiheit nehmen, nur etwas über die allgemeine Thematik zu schreiben, statt sich in die konkreten Einzelheiten des Ereignisses zu vertiefen. Stellen Sie sich vor, Sie schreiben die Überschrift für einen Zeitungsartikel, statt sich den Details Ihrer Geschichte zu widmen. Sie können den Prozeß auch verlangsamen, indem Sie jeweils nur eine Frage beantworten oder die Beantwortung sämtlicher Fragen, die bei Ihnen zuviel Unbehagen hervorrufen, verweigern. Denken Sie daran, daß Sie auf Ihre Ressourcen zurückgreifen können, beispielsweise darauf, sich zu erden, Ihren sicheren Ort aufzusuchen oder das Containment zu nutzen. Falls Sie mit einem Therapeuten zusammenarbeiten, können Sie in der Sicherheit dieser Beziehung mit ihm über Ihre Antworten auf die folgenden Fragen sprechen.

ÜBUNG

Wie war in Ihrer Kindheit und Jugend Ihre Beziehung zu Ihrer Mutter?

Wie war in Ihrer Kindheit und Jugend Ihre Beziehung zu Ihrem Vater?

Gab es noch andere Elternfiguren (z. B. Stiefeltern, Großeltern, sonstige Betreuer), die sich in Ihrer Kindheit um Sie gekümmert haben? Wenn ja, dann beschreiben Sie diese Beziehungen.

Hatten Sie Geschwister? Wenn ja, dann beschreiben Sie Ihre Beziehung zu ihnen.

Wie haben Ihre primären Bezugspersonen auf Sie reagiert, wenn Sie aufgebracht (traurig, wütend, verletzt oder verängstigt) waren?

Wie haben Ihre Eltern Sie in Ihrer Kindheit zur Disziplin erzogen (oder auch nicht)?

Erinnern Sie sich an frühe Trennungen von Ihren Eltern? Sind Sie zu irgendeinem Zeitpunkt körperlich oder emotional vernachlässigt worden?

Sind Sie als Kind schlecht behandelt worden (in Form von verbalen Beleidigungen, körperlichen Mißhandlungen oder sexuellem Mißbrauch)?

Wie war die Beziehung zwischen Ihren Eltern? Erinnern Sie sich an wütende Streitigkeiten oder Gewalttätigkeit zwischen ihnen? Haben Ihre Eltern sich scheiden lassen?

Litt unter den Menschen, die Sie betreut haben, jemand an einer unbehandelten psychischen Krankheit? Falls ja, welche Wirkung hatte dies auf Sie?

Gab es in Ihrer Familie Mitglieder, die alkohol- oder drogenabhängig waren? Wenn ja, wie hat sich dies auf Sie ausgewirkt?

War ein Mitglied Ihrer Ursprungsfamilie im Gefängnis? Wenn ja, welche Auswirkungen hatte dies auf Sie?

Gab es Mentoren, die einen positiven Einfluß auf Sie hatten, sich um Sie gekümmert, Sie verstanden und Sie in Ihrer Kindheit beschützt haben? Hat jemand gemerkt, daß Sie begabt, intelligent oder talentiert waren?

Erinnern Sie sich an einen Menschen aus Ihrer nächsten Umgebung (einen Nachbarn, ein Mitglied Ihrer Kirche, einen Lehrer oder einen Coach), der Ihnen geholfen hat? Erinnern Sie sich an jemanden, dem wichtig war, wie es Ihnen zu Hause und in der Schule ging?

Hatten Sie Freunde, mit denen Sie über Ihr Leben reden konnten und von denen Sie sich verstanden fühlten?

Haben Sie für die Alltagsbewältigung wichtige Qualitäten entwickelt, beispielsweise innere Unabhängigkeit und Entschlossenheit, aktiv zu werden?

Schauen Sie sich nun Ihre Antworten auf diese Fragen an. Erkennen Sie traumatische Ereignisse, die jetzt bei Ihnen als Trigger wirken könnten?

Transgenerationale Traumata

Um Ihre Lebenssituation und Ihre Traumavorgeschichte besser zu verstehen, kann es nützlich sein, die Perspektive so zu erweitern, daß sie *transgenerationale Traumata* einschließt. Psychotherapeuten wissen schon lange, daß sich relationale, behaviorale und emotionale Muster über mehrere Generationen zurückverfolgen lassen. Ein Blick auf den Familienstammbaum verhilft deshalb manchmal zu einem tieferen Verständnis der eigenen Situation. Der Begriff *Transgenerationales Trauma* steht für die Weitergabe unaufgelöster Traumata einer Generation an die nächste.

Aus Untersuchungen von Rachel Yehuda, einer Expertin für traumatischen Streß, geht hervor, daß eine PTBS in Familien über mehrere Generationen weitergegeben werden kann. Kinder von unter einer PTBS leidenden Traumatisierten entwickeln nach eigenen traumatischen Erlebnissen mit deutlich höherer Wahrscheinlichkeit selbst eine PTBS. Dieses Muster wurde beispielsweise bei den erwachsenen Kindern und Enkeln von Holocaust-Überlebenden sowie von Überlebenden der Atomexplosionen von Hiroshima und Nagasaki sowie bei Kriegsflüchtlingen beobachtet. Daniel Siegel vertritt die Auffassung, daß Erwachsene mit unaufgelösten Kindheitstraumata manchmal nicht kohärent über ihre Vergangenheit berichten können. Werden diese Erwachsenen selbst Eltern, ist ihre Fähigkeit, die Wirkung ihrer Emotionen und Handlungen auf ihre Kinder richtig zu beurteilen, beeinträchtigt. Solche Eltern verfangen sich mit höherer Wahrscheinlichkeit in Emotionen wie Eifersucht, Groll oder Wut, die Mißhandlungen und Vernachlässigung nach sich ziehen können.

Wenn Psychotherapie der Heilung transgenerationaler Traumata dienen soll, ist eine gewisse Detektivarbeit erforderlich, die darauf zielt, die Geschichte Ihrer Familie zu verstehen. Wird das familiäre Erbe auf diese Weise enthüllt, kann das für Familienmitglieder, die ein Interesse daran haben, daß die Vergangenheit nicht mehr aufgewühlt wird, unangenehm sein. Traumavorgeschichten können wie Familiengeheimnisse gehütet werden, über die, wenn überhaupt, nur im Flüsterton gesprochen wird. Andere Eltern überlasten ihre Kinder, indem sie ihnen immer wieder von eigenen traumatischen Erlebnissen erzählen.

Wenn Sie Informationen über frühere Generationen Ihrer Familie sammeln wollen, sollten Sie nach signifikanten Ereignissen und Mustern in deren Leben Ausschau halten. Beispielsweise könnten Sie Muster von Alkoholismus oder von Streitigkeiten zwischen Müttern und Töchtern entdecken, die sich über viele Jahre zurückverfolgen lassen. Bei einem solchen Rückblick auf Ihr transgenerationales Erbe können Sie auch Stärken wie Ausdauer, Bescheidenheit und Aufopferung finden, die Ihnen heute zu leben ermöglichen.

Die Geschichte Ihrer Familie verhilft Ihnen oft zu Einblicken in Ihre eigenen Anlagen. Zudem zeigen Untersuchungen von Marshall Duke von der Emory University, daß die Auseinandersetzung mit der Geschichte der eigenen Ursprungsfamilie der emotionalen Gesundheit zugute kommt. Es stellte sich heraus, daß Menschen, die mehr über das Leben ihrer Vorfahren wußten, besser mit den Nachwirkungen von traumatischem Streß nach 9/11 und nach Hurrican Katrina fertig geworden sind. Konkret gesagt war bei Menschen, die eine innere Erzählung über das Auf und Ab in der Geschichte ihrer Familie zur Verfügung hatten, die stärkste Resilienz zu erkennen.

REFLEXION

Nehmen Sie sich Zeit, um über die Einflüsse und Erlebnisse früherer Generationen Ihrer Familie zu reflektieren. Was wissen Sie über die Kindheitserlebnisse Ihrer Eltern? Mit welchen Schwierigkeiten mußten sie fertig werden? Wie ist ihnen dies gelungen? Was wissen Sie über das Leben Ihrer Großeltern und die Probleme, mit denen sie fertig werden mußten? Wissen Sie etwas über die früheren Generationen Ihrer Familie? Fallen Ihnen beim Nachdenken über die Geschichte Ihrer Familie positive oder negative Muster auf? Erkennen Sie bei den verschiedenen Generationen Ihrer Familie irgendwelche Errungenschaften und Stärken?

Nehmen Sie sich ein wenig Zeit, um Ihre Antworten auf diese Fragen zu notieren.

Verarbeitung der Vergangenheit

Daniel sprach über schmerzhafte Erinnerungen. Er brachte sein Gefühl der Hilflosigkeit zum Ausdruck. Er erkannte an, daß er seinen beiden Eltern gegenüber Wut und Ekel empfand. Während er mit der Verarbeitung seiner Erinnerungen an seine schrecklichen Kindheitserlebnisse beschäftigt war, berichtete er, sein ganzer Körper sei sehr angespannt. Er hatte das Gefühl, er könnte explodieren. Während er seiner Empfindungen gewahr blieb, tauchte bei ihm der Impuls auf, sich vorzustellen, er sperre seinen Vater ein und bringe ihn auf diese Weise hinter Gitter – dahin, wo er seiner Meinung nach hingehörte. Dann stellte er sich vor, er rette seinen Bruder und fliehe mit ihm in die Freiheit.

Schließlich überkam ihn eine tiefe Traurigkeit, und er sagte: »Ich habe das Gefühl, mein Vater ist auch mißhandelt worden. Ich wünschte, auch er hätte die Freiheit finden können.«

Daniels Wut auf sich selbst ließ allmählich nach. Er vergab sich, daß er nichts hatte tun können, um seinen Vater von seinen grausamen Mißhandlungen abzubringen. Er gestand sich zu: »Ich war damals ein kleiner Junge, und ich habe mein Bestmögliches getan.«

In jeder Traumabehandlung muß sich der Patient mit den traumatischen Ereignissen, die er erlebt hat, auseinandersetzen. Ziel dieser Bemühungen ist die Desensibilisierung im Hinblick auf das traumatische Ereignis. Eine Desensibilisierung beinhaltet eine Verringerung der emotionalen und somatischen Belastung, die wir beim Zurückdenken an ein traumatisches Ereignis empfinden. Diese Verringerung der Erlebensintensität ist nicht das gleiche, wie Schmerz zu vermeiden oder sich durch Dissoziation davon zu distanzieren. Das Gegenteil ist der Fall: Wir konfrontieren uns mit dem Schmerz, und dadurch verringern wir die Macht des Traumas über uns. Wenn es uns gelungen ist, traumatische Erinnerungen zu verarbeiten, sind wir in der Lage zu sagen: »Das traumatische Ereignis hat stattgefunden, ich habe es erlebt, und jetzt ist es vorüber.«

Desensibilisierung

Desensibilisierung beinhaltet, über ein traumatisches Ereignis mit allen seinen sensorischen Details sowie den damit verbundenen Gedanken und Gefühlen zu reflektieren und so die damit verbundene emotionale und somatische Belastung zu verringern. Es gibt mehrere Möglichkeiten, traumatische Erinnerungen zu desensibilisieren. Im Falle einer Expositionstherapie wird über ein traumatisches Ereignis wiederholt geredet, bis der Patient spürt, daß die Intensität der damit verbundenen Empfindungen nachläßt. Allerdings kann dieser Ansatz bewirken, daß Patienten vom Ansturm der Emotionen überwältigt und schlimmstenfalls sogar erneut traumatisiert werden. Differenziertere Desensibilisierungsmodelle sind unter anderem die *Cognitive Processing Therapy* (CPT) und die EMDR-Therapie *(Eye Movement Desensitization and Reprocessing).*

Bei der CPT steht im Mittelpunkt, daß traumatische Erinnerungen nur dann erfolgreich verarbeitet werden können, wenn es gelingt herauszufinden, ob Gedanken existieren, welche die Auflösung des Traumas behindern. Sie können mit Unterstützung Ihres Therapeuten lernen, die Existenz von »Stuck-points« zu erkennen, beispielsweise in Form übertriebener Verallgemeinerungen wie »Ich kann niemals jemandem vertrauen« oder unzutreffender logischer Verbindungen wie »Wenn ich nur X getan hätte, hätte ich verhindern können, daß Y passiert«. Die CPT gibt Patienten sehr spezifische Anweisungen, wie sie ein traumatisches Erlebnis unter Erwähnung möglichst vieler sensorischer Details (visueller, akustischer, olfaktorischer usw.) beschreiben sollen. Mit Unterstützung ihres Therapeuten sollen sie in ihren Bericht alle Gedanken und Gefühle einbeziehen, die ihrer Erinnerung gemäß während des Ereignisses bei ihnen aufgetaucht sind. Diesen schriftlich dokumentierten Bericht sollen sie sich dann jeden Tag selbst vorlesen und ihn in der nächsten

> »*Und wo früher nur die gefürchtete Leere oder die gefürchteten grandiosen Phantasien zu finden waren, tut sich ein unerwarteter Reichtum an Lebendigem auf. Es ist nicht eine Heimkehr, denn das Heim hat es nie gegeben. Es ist eine Heimfindung.*«
> Alice Miller,
> Das Drama des begabten Kindes

Therapiesitzung ihrem Therapeuten vorstellen. Denken Sie aber bitte daran, daß Sie selbst das Tempo Ihrer Arbeit steuern können, indem Sie praktische Übungen aus diesem Buch, von denen Sie sich überfordert fühlen, überschlagen, und daß Sie jederzeit auf Ihre Ressourcen zurückgreifen können.

Die EMDR-Therapie weist darauf hin, daß die Desensibilisierung das Resultat der angeborenen Fähigkeit von Menschen ist, sich an schwierige Situationen anzupassen und mit für sie ungünstigen Ereignissen fertig zu werden. Die Desensibilisierung erfordert den Eintritt in einen Zustand dualen Gewahrseins (ZDG). Man befindet sich dabei sozusagen mit einem Fuß im gegenwärtigen Augenblick und mit dem anderen in der Erinnerung an ein früheres Trauma. Steht man hingegen mit beiden Füßen in den Gefühlen, Empfindungen und Bildern der traumatischen Vergangenheit, wird man von diesen leichter überflutet oder überwältigt. Der ZDG wird mittels bilateraler Stimulation erreicht, wobei man auf ein mit dem Trauma verbundenes Bild fokussiert. Meist besteht die bilaterale Stimulation in kurzen Serien von seitlichen Augenbewegungen, die von einem Therapeuten initiiert werden. Bei der EMDR-Therapie ist das Erzählen der Traumageschichte nicht notwendig. Man visualisiert während der bilateralen Stimulation Bilder vom traumatischen Erlebnis und verfolgt die somatischen Empfindungen, Gedanken und Bilder, die im gegenwärtigen Augenblick auftauchen. Manchmal entwickeln Patienten beim Durcharbeiten traumatischer Erinnerungen das Gefühl, nicht weiterzukommen. Beispielsweise können sie sich in unzutreffenden Überzeugungen verfangen wie: »Es ist meine eigene Schuld, daß ich mißbraucht/mißhandelt worden bin« oder: »Ich bin schlecht«. In solchen Fällen müssen die Patienten zusammen mit ihrem EMDR-Therapeuten die negativen Denkmuster hinterfragen, welche die Traumaverarbeitung beeinträchtigen können.

Umfangreiche Untersuchungen von Dr. James Pennebaker von der University of Texas haben gezeigt, daß schon simple schriftliche Darstellungen traumatischer Erinnerungen sich positiv auf die psychische und physische Gesundheit auswirken. Beispielsweise können sie zu einer Verbesserung der Grundstimmung, zu einer positiveren physischen Verfassung, zur Stärkung der Immunabwehr und zur Senkung des Blutdrucks führen. Patienten können ihre Therapie unterstützen, indem sie ihre traumatischen Erlebnisse in Form einer schriftlichen Erzählung darlegen. Sie können dies auch unabhängig von einer Therapie tun, falls Sie sich eine therapeutische Behandlung nicht leisten können oder falls Ihnen eine psychotherapeutische Behandlung aus anderen Gründen nicht möglich ist. Am positivsten wirkt sich die Beschreibung folgender Aspekte aus:

- Fakten und Details des traumatischen Ereignisses;
- Gedanken, Emotionen oder Empfindungen während des traumatischen Ereignisses;
- aktuelle Gefühle, Überzeugungen oder Bilder bezüglich des traumatischen Ereignisses;
- Wirkung des traumatischen Ereignisses auf Ihr Leben.

Wenn Sie traumatische Erlebnisse beschreiben, sollten Sie sich von Ihrem inneren Kritiker lösen und von Bemühungen, etwas »sozial Akzeptables« zu schreiben, Abstand nehmen. Diese therapeutisch förderliche Art zu schreiben soll zu freiem Assoziieren über traumatische Erlebnisse anregen und helfen, ungehemmt dem Gedankenfluß zu folgen, wohin Sie auf diese Weise auch gelangen mögen.

REFLEXION

Früher in diesem Kapitel (siehe Seite 127) wurden Sie mit Fragen zur Geschichte Ihrer Familie konfrontiert. Sind Sie beim Beantworten dieser Fragen auf irgendwelche traumatischen Ereignisse gestoßen, denen mehr Aufmerksamkeit geschenkt werden sollte? Diese Übung ermöglicht Ihnen, eine traumatische Erinnerung durch Schreiben gründlicher zu verarbeiten.

Sie können entweder zunächst den folgenden Leerraum zum Schreiben nutzen oder gleich in ein Tagebuch oder Heft schreiben, so daß Sie unbegrenzten Raum zur Verfügung haben. Sie können diese Übung auch wiederholen und mit anderen traumatischen Ereignissen genauso verfahren.

Integration

Daniel wurde etwas Wichtiges klar: Er hatte sich selbst bestraft, weil er seinen Bruder nicht hatte schützen können. Nach der Verarbeitung seiner traumatischen Erinnerungen konnte er sagen: »Jetzt weiß ich, daß das nicht meine Schuld war.«

Nun endlich war es ihm möglich, seine Kindheit, das Scheitern seiner Ehe und die Art, wie er sich viele Jahre lang selbst bestraft und verletzt hatte, zu betrauern. Allmählich verblaßten seine Suizidphantasien, und es war ihm endlich möglich, sein Leben zu leben. Er sehnte sich danach, sich aus seiner Isolation zu befreien, sich wieder auf die Welt einzulassen und gute Beziehungen zu anderen Menschen aufzubauen.

In der vorangegangenen Übung sollten Sie ein traumatisches Erlebnis beschreiben. Vielleicht sind Sie dadurch zu neuen Erkenntnissen gelangt, haben ein besseres Verständnis Ihrer eigenen Situation oder tieferes Mitgefühl entwickelt. Solche positiven Emotionen treten häufig nach der Verarbeitung eines Traumas auf. Es kann einige Zeit dauern, ein neues Gewahrsein dieser Art in das eigene Leben zu integrieren. In der nächsten Phase der Traumabehandlung geht es um die Integration neuer Einsichten und um Veränderung. In Kapitel 5 werden verschiedene Übungen für die Heilung depressiver Symptome einer C-PTBS vorgestellt sowie Werkzeuge für die Integration von Einsichten, die Sie durch die Arbeit mit diesem Buch erlangt haben.

Vielleicht fühlten Sie sich von der Schreibübung überfordert. Falls Sie sich dabei überflutet oder überwältigt fühlten oder das Gefühl hatten, sich außerhalb Ihres Toleranzfensters zu befinden, haben Sie sich dann erden und zu einem Gefühl der Sicherheit zurückfinden können? Wenn nicht, zeigt das nur, daß Sie mehr Unterstützung brauchen. Bemühungen, eine C-PTBS zu heilen, können sehr starke Emotionen heraufbeschwören, und ein Arbeitsbuch wie dieses ist kein Ersatz für die Unterstützung eines Psychotherapeuten. Vergessen Sie nie: Wenn Sie etwas als zu schmerzhaft empfinden, können Sie jederzeit das Tempo verringern und dieses Buch zur Seite legen oder zu den vorbereitenden Übungen in den Kapiteln 2 und 3 zurückkehren. Es ist kein Problem, den Prozeß zu verlangsamen, falls Sie mehr Zeit brauchen, um neue Informationen integrieren zu können. Auch aus diesem Grund rate ich Ihnen dringend, sich einen qualifizierten Therapeuten zu suchen.

Zusammenfassung

In diesem Kapitel ging es um die Arbeit an den invasiven und intrusiven Symptomen einer komplexen PTBS. Sie haben sich darin mit verbreiteten, auf Angst basierenden Denkfehlern beschäftigt. Sie haben an der Entwicklung eines Instrumentariums für den Aufbau gesunder Beziehungen gearbeitet. Und Sie wurden über das Toleranzfenster und seine Bedeutung für die Emotionsregulation informiert. Außerdem hatten Sie die Möglichkeit, Ihr Selbstverständnis zu vertiefen und frühe traumatische Erlebnisse zu verarbeiten.

REFLEXION

Nehmen Sie sich nun die Abschnitte in diesem Kapitel, in denen Übungen beschrieben werden, und Ihre schriftlichen Aufzeichnungen noch einmal vor. Was haben Sie über sich selbst, Ihre Emotionen und Ihre Beziehungen gelernt? Wie wirkt sich Ihre Vergangenheit auf Ihre heutige Existenz aus? Nutzen Sie den folgenden Leerraum für eine schriftliche Reflexion über Ihr Erleben bis in die Gegenwart.

KAPITEL 5

Kathys Geschichte

Heilen depressiver Symptome

Kathy, eine kluge alleinstehende Frau Mitte Vierzig, kam in meine Praxis, nachdem sie schon einige Jahre bei anderen Therapeuten in Behandlung gewesen war. Sie kannte ihre Lebensgeschichte gut und konnte klar und zusammenhängend über ihr Leben berichten. In unserer ersten Therapiesitzung offenbarte Kathy, daß sie seit ihrem sechsten Lebensjahr sexuell mißbraucht worden war. Der Mißbrauch war fünf Jahre lang unentdeckt fortgesetzt worden. Ihre Mutter hatte nichts davon mitbekommen. Als Kathy elf Jahre alt war, erzählte sie ihrer Mutter davon, und beide zogen in einen anderen Staat um. Sie hat ihren Vater danach nie mehr gesehen. Um ihm zu entkommen, hatte sie ihr Zuhause, ihre Freunde und die Gemeinde, in der sie aufgewachsen war, verlassen. Kathy und ihre Mutter zogen während der Kindheit des Mädchens insgesamt noch fünfmal um.

Obwohl Kathy sich schon seit einiger Zeit in Therapie befindet, wird sie immer noch von Gefühlen der Hoffnungslosigkeit und Verzweiflung geplagt. »Ich bin so deprimiert und fühle mich ständig erschöpft«, gestand sie mir weinend.

Später erfuhr ich, daß Kathy auch mit ihrem Magen Probleme hatte und chronisch unter Rückenschmerzen litt, weswegen sie zu häufigen Arztbesuchen gezwungen war und infolgedessen oft ihrer Arbeit fernbleiben mußte. »Ich fürchte, ich werde meine Arbeit verlieren«, erklärte sie. Auch Gefühle der Scham plagten sie. Verzweifelt fragte sie mich: »Was ist denn nur mit mir los, daß sich mein Zustand nicht bessert?«

Kathys Geschichte belegt die Allgegenwart depressiver Symptome und zeigt anschaulich, wie stark sich Traumata auf Körper und Geist auswirken können. Die in Zusammenhang mit einer C-PTBS auftretenden depressiven Symptome sind oftmals besonders schwer aufzulösen. Gefühle der Hoffnungslosigkeit, Hilflosigkeit, Verzweiflung und Scham können dann das Leben dominieren. Ist Ihr psychisches und physisches Wohlbefinden beeinträchtigt, fällt es schwer, einen Weg zu sehen, der aus dem Elend herausführt.

Für den Fall, daß Ihnen Kathys Geschichte bekannt vorkommt, sollten Sie wissen, daß es nicht nur Ihnen damit so ergeht. Ungefähr einer von zehn erwachsenen Amerikanern leidet unter irgendeiner Art von Depression; und die Wahrscheinlichkeit der Entstehung einer Depression ist fast um das Vierfache erhöht, wenn Sie im Laufe Ihres Lebens ein Trauma erlebt haben. Eine Depression kann dazu führen, daß Sie jegliches Interesse an Dingen, die Ihnen einmal Freude gemacht haben, verlieren. Es kann auch sein, daß Sie mehr oder weniger schlafen oder essen, als Ihnen lieb ist. Oder Sie fühlen sich völlig erschöpft oder haben keinerlei Antrieb, etwas zu tun. Einige Betroffene haben jede Hoffnung aufgegeben, daß sich ihre Situation jemals verbessern wird, oder sie fragen sich, warum sie auch nur versuchen sollten, ihren Zustand zu verändern.

> »Es ist eine Sache, Erinnerungen an ein Trauma zu verarbeiten, aber etwas völlig anderes, sich mit der inneren Leere zu konfrontieren …«
> Bessel van der Kolk, Verkörperter Schrecken

Solche Gedanken und Gefühle der Hoffnungslosigkeit sind unmittelbare Folgen einer Depression. Symptome dieser Art sind Relikte Ihres Lebens in einer Umgebung, in der Sie bedroht wurden und keine Möglichkeit hatten, Ihre Situation zu Ihrem Vorteil zu verändern. Mit Hilfe eines vielfältigen Ansatzes werden Sie lernen, an depressiven Symptomen jeder Art zu arbeiten. Das Kapitel hilft Ihnen außerdem, Gefühle der Scham und Hilflosigkeit aufzulösen. In dieser Phase der Traumabehandlung geht es darum, durch die Integration neuer positiver Gefühle und Überzeugungen in Ihr Leben Ihr physisches und emotionales Wohl zu fördern.

Die Depressionsfalle

Kathy fürchtete, sie werde ihr Leben lang depressiv bleiben. Aus ihrem Gefühl heraus, unvermeidlich scheitern zu müssen, sagte sie: »Ich habe nicht die geringste Hoffnung, daß es mir jemals besser gehen wird.«

Mit Kathy gemeinsam untersuchte ich einige ihrer Überzeugungen über ihr Leben und ihre Symptome und fand heraus, daß sie die zentrale Überzeugung, sie sei dauerhaft geschädigt, verinnerlicht hatte. Ich fragte sie, wie ihr Leben wohl aussähe, wenn es ihr gelänge, sich von dieser Überzeugung zu lösen. Nachdem sie eine Weile über die Frage nachgedacht hatte, antwortete sie schließlich: »Dann wüßte ich nicht, wer ich bin.«

Daraufhin fragte ich sie sanft: »Wer würden Sie denn gern werden?«

Die meisten Menschen mit einer C-PTBS müssen sich mit Gedanken der Hoffnungslosigkeit, mit schmerzhaften Emotionen und mit den unerträglichen Empfindungen, die durch depressive Symptome hervorgerufen werden, auseinandersetzen. Nach Auffassung der kognitiv-behavioralen Therapie ist mit einer Depression eine Triade negativen Denkens verbunden, die sich aus einer negativen Sicht der eigenen Person, der Welt und der Zukunft zusammensetzt. Betroffene könnten beispielsweise sagen: »Ich bin ein Versager, mir passieren ständig üble Dinge, und nichts wird sich jemals zum Besseren verändern.« Diese Überzeugungen sind Resultate von erlernter Hilflosigkeit und Scham. Dissoziation ist bei Menschen, die sich hilflos fühlen, häufig zu beobachten. Sich aus der Falle depressiver Symptome zu befreien erfordert Behutsamkeit, die Bereitschaft zu akzeptieren und Beharrlichkeit.

Erlernte Hilflosigkeit

Wenn es keine Möglichkeit gibt, Mißbrauch, Mißhandlungen und häusliche Gewalt zu unterbinden oder einen Elternteil davon zu überzeugen, daß er mit dem Trinken aufhören sollte, fühlt ein Kind sich machtlos. Für anhaltende Kindheitstraumata ist ein Zustand mit Namen *erlernte Hilflosigkeit* charakteristisch. Dieser Begriff wurde eingeführt, als man feststellte, daß Tiere, die wiederholt unausweichlichen Schocks ausgesetzt werden, nicht mehr zu fliehen versuchen, selbst wenn man ihnen die Möglichkeit dazu gibt. Martin Seligman, der als Psychologe und Forscher an der University of Pennsylvania tätig ist, bezog den Begriff erlernte Hilflosigkeit später auch auf Menschen, die sich hilflos fühlen und verhalten, wenn sie eine bedrohliche Situation nicht in einem für sie günstigen Sinne beeinflussen können. Er hielt erlernte Hilflosigkeit für die Ursache einer pessimistischen Grundhaltung und benannte »drei P«, die nach seiner Auffassung für Pessimismus charakteristisch sind: Personalisierung, *Pervasiveness* (Allgegenwart) und Permanenz. Man könnte auch sagen: »Es ist meine Schuld, ich vergeige alles, und das wird sich auch nie ändern.«

Menschen, die von nicht vertrauenswürdigen Bezugspersonen aufgezogen werden, verallgemeinern häufig, was sie erleben – sie fühlen sich, als könnte man grundsätzlich niemandem vertrauen oder als wäre die Welt generell gefährlich. Um von einer C-PTBS geheilt zu werden, müssen Sie realisieren, daß Sie in Ihrer gegenwärtigen Situation in Sicherheit sind und Wahlmöglichkeiten haben. Sie sind nicht mehr in Ihrer früheren Machtlosigkeit gefangen. Martin Seligman empfiehlt, sich um eine positive Geisteshaltung zu bemühen, die er *erlernten Optimismus* nennt. Man erreicht sie, indem man negative Selbstgespräche bewußt hinterfragt und unzutreffende Gedanken durch positive Überzeugungen ersetzt.

REFLEXION

Können Sie zu der kognitiven Triade der Depression und zu den »drei P« des Pessimismus eine persönliche Beziehung herstellen? Durch welche zentralen Überzeugungen lassen Sie sich häufig zurückhalten? Was glauben Sie, wie Ihr Leben aussähe, wenn Sie sich von diesen Überzeugungen lösen würden? Was würden Sie sich jetzt gern selbst sagen können?

Heilung von Scham

Für Scham ist charakteristisch, daß Sie glauben, »schlecht« zu sein. Diese Emotion basiert auf einer verzerrten Sicht Ihrer selbst als wertlos, beschädigt oder als Versager. Warum ist Scham so allgegenwärtig? Wenn kleine Kinder sich sicher und mit der Welt verbunden fühlen wollen, müssen sie sich völlig auf ihre primären Bezugspersonen verlassen. Wie schon früher erklärt, wurden Sie als Kind mit einem folgenreichen Konflikt konfrontiert, wenn Ihre primäre Bezugsperson sie mißhandelt oder mißbraucht hat: Sie mußten dann damit fertig werden, daß Sie aufgrund Ihres biologischen Antriebs Nähe ausgerechnet beim Ursprung Ihres Entsetzens suchten, der Sie andererseits zu entkommen versuchten. Erwachsene, die als Kinder mißbraucht, mißhandelt oder vernachlässigt worden sind, beschuldigen sich oft selbst. Dadurch können anhaltende Schuld- oder Schamgefühle entstehen. Der EMDR-Therapeut Jim Knipe ist der Auffassung, daß diese Art von Selbstbeschuldigung unmittelbar etwas mit kindlicher Logik zu tun hat – daß Kinder die Phantasie entwickeln, sie seien schlechte Kinder, die sich auf gute Eltern verlassen, weil sie sich dann nicht mit der für sie entsetzlichen Realität auseinandersetzen müssen, daß sie gute Kinder sind, die sich gezwungen sehen, sich auf schlechte Eltern zu verlassen.

> *»Wir können die sogenannten negativen Kräfte widriger Emotionen nicht eliminieren. Unsere einzige Möglichkeit, an ihnen zu arbeiten, besteht darin, daß wir uns direkt mit ihnen konfrontieren, in ihre Welt eintreten und sie transformieren. Dann werden sie zu Manifestationen von Weisheit. Unsere Schwächen werden zu unseren Stärken, zur Quelle unseres Mitgefühls gegenüber anderen und zur Grundlage unserer erwachten Natur.«*
>
> Joan Halifax, buddhistische Lehrerin und Autorin

Scham verbirgt sich oft unter Perfektionismus. Möglicherweise haben Sie als Kind die Überzeugung verinnerlicht, Sie müßten sich perfekt verhalten, weil Ihre Eltern mit Ihren authentischen Gefühlen nicht umgehen konnten. Vielleicht haben Sie auch geglaubt, »gut« zu handeln würde schlechte Dinge verhindern. In jedem Fall hätten Sie Ihre wahren Gefühle verbergen müssen, um »den Ball flach zu halten«. Perfektionismus wird durch kritische Selbstgespräche genährt, die dazu dienen, schmerzhafte Gefühle zu unterdrücken. Auch wenn Ihr innerer Kritiker Sie als faul, dumm oder nutzlos beschimpft, werden Sie mit Ihrer Scham konfrontiert.

Wir werden uns nun einige Übungen anschauen, die Sie aus den Teufelskreisen der Scham und des Perfektionismus befreien können.

- **Untersuchen Sie Ihre sprachlichen Gewohnheiten.** Daniel Siegel weist darauf hin, daß es nicht das gleiche ist, ob man sagt: »Ich bin schlecht« oder ob man sagt: »Ich fühle mich schlecht.« Die erste Aussage spiegelt die Identifikation mit einer schmerzhaften Emotion, die zweite Aussage ermöglicht, ein Gefühl zu erkennen, ohne sich davon verschlingen zu lassen.
- **Vermeiden Sie »Sollte«-Aussagen.** »Sollte«-Aussagen sind eine der Arten, auf die Menschen sich selbst Perfektion abverlangen oder versuchen,

wahrgenommene Erwartungen zu erfüllen, wobei sie die eigene authentische Präsenz ignorieren. Sie könnten beispielsweise sagen: »Darüber sollte ich jetzt hinweg sein«, »Ich sollte keine Fehler machen« oder: »Ich sollte stark sein.« Wann immer Sie das Wort »sollte« aussprechen oder auch nur denken, empfehle ich Ihnen, einen Schritt zurückzutreten und zu versuchen, sich selbst so zu akzeptieren, wie Sie sind.

- **Stellen Sie sich Scham als einen Rüpel vor.** Wenn Sie Scham als Rüpel sehen, verschafft Ihnen das eine gewisse Distanz von Ihren Emotionen und ermöglicht Ihnen, sich zu wehren. Wie fühlen Sie sich, wenn die Scham Sie herunterputzt? Was würden Sie Ihrer Scham gern sagen? Wenn es Ihnen schwerfällt, der Scham die Stirn zu bieten, können Sie Ihren Verbündeten aus Kapitel 3 (siehe Seite 97) als Verstärkung ins Spiel bringen. Wer würde Sie unterstützen und schützen? Was würden Sie und Ihr Verbündeter dem Scham-Rüpel sagen?
- **Erleben Sie die Empfindungen, die Scham in Ihrem Körper hervorrufen.** Der schwierigste Aspekt der Heilung von Scham besteht oft darin, die damit verbundenen Körperempfindungen zu ertragen. Worte vermögen die unerträglichen körperlichen Begleiterscheinungen von Scham kaum zu beschreiben. Es kann sich um ein umfassendes Gefühl des Sinkens oder ein vages Gefühl, etwas falsch gemacht zu haben, handeln. Eine wertvolle Übung, die hilft, die somatischen Begleiterscheinungen von Scham aufzulösen, ist die Pendelübung aus Kapitel 4 (siehe Seite 121). In diesem Fall geht es darum, die Toleranz gegenüber dem physischen Unbehagen, das mit Scham verbunden ist, allmählich zu vergrößern. Sobald Sie Ihren Körper spüren, stehen Ihnen mehr Möglichkeiten, sich zu bewegen und zu atmen, offen. Wenn es Ihnen gelingt, Ihren Körper aus der Umklammerung durch die Scham zu befreien, erschließen Sie sich eine ungeheure Kraft. Vielleicht finden Sie eine Haltung, die Sie als Ausdruck von Stärke und Kompetenz verstehen, oder Sie legen Ihre Hände über Ihr Herz, eine Geste liebender Güte.
- **Öffnen Sie sich Ihrer Verletzlichkeit.** Wenn Menschen Scham empfinden, verbergen sie aus Furcht, ihre Befangenheit könnte noch stärker werden, häufig ihre wahren Gefühle. Doch wenn Sie anderen Menschen zeigen, wie Sie sich wirklich fühlen, ermöglichen Sie diesen, Sie zu unterstützen. Brené Brown hat Untersuchungen durchgeführt, die zeigen,

daß es von Stärke zeugt, wenn Menschen ihre Verletzlichkeit ausdrücken können, und daß dies der Gesundheit förderlich ist. Die Autorin erklärt: »Wir können Emotionen nicht selektiv betäuben. Wenn wir schmerzhafte Emotionen betäuben, sind gleichzeitig auch die positiven Emotionen davon betroffen.«

REFLEXION

Wie äußert sich Scham in Ihrem Leben? Welche Gedanken oder Empfindungen verbinden Sie mit Schamgefühlen? Erforschen Sie die zuvor beschriebenen Übungen, wenn Scham von Ihrem Leben Besitz ergreift. Was hilft Ihnen, Scham zu überwinden oder davon zu genesen?

Dissoziation heilen

Dissoziation ist ein biologischer Schutzmechanismus, der uns von bedrohlichen Erlebnissen fernhält. Dissoziative Phänomene reichen von relativ leichten Formen wie Benommenheit, Schläfrigkeit oder Konzentrationsproblemen bis hin zu starker Emotionstaubheit und dem Gefühl, vom realen Geschehen abgeschnitten zu sein. In extremen Fällen kann es zu starken Störungen des Erinnerungsvermögens sowie zum Verlust der Erinnerung an ganze Abschnitte des eigenen Lebens kommen. Beispielsweise lernt ein vernachlässigtes oder mißbrauchtes/mißhandeltes Kind häufig, bedrohliche Erlebnisse zu dissoziieren. Diese Neigung zur Dissoziation kann im Erwachsenenalter bestehen bleiben und bewirken, daß Sie die Anteile Ihrer Person, die Gefühle der Furcht, Scham oder Hilflosigkeit bewahren, auf Distanz halten. Sie werden dann vielleicht sagen: »Es ist mir einfach zuviel zu wissen, was tatsächlich geschehen ist.«

Derealisation und *Depersonalisation* sind zwei wichtige Aspekte der Dissoziation. Derealisation bezeichnet ein Gefühl der Unwirklichkeit oder das Gefühl, in einem Traum zu leben. Depersonalisation bezeichnet die Trennung von den eigenen Gefühlen und Gedanken, als hätte man mit diesen nichts zu tun.

Um eine Dissoziation aufzulösen, müssen wir die Vernachlässigung bzw. die Mißhandlungen oder den Mißbrauch, die wir in unserer Kindheit erlebt haben, als Realität akzeptieren. Dadurch entwickeln wir die Fähigkeit zu erkennen, daß wir tatsächlich Traumata erlebt haben, daß diese aber jetzt vorüber sind. Dann können wir die Vergangenheit von der Gegenwart unterscheiden, und so erschließen wir uns neue Möglichkeiten, die wir zum Zeitpunkt des traumatischen Erlebnisses nicht hatten. Sich über die Ungerechtigkeit und das Leiden oder das Böse klar zu werden, die in unserem Leben und in der Welt existieren, spielt eine wichtige Rolle für die Entwicklung unserer Fähigkeit, mit widrigen Umständen fertig zu werden. Viktor Frankls Geschichte seines Überlebens in einem Konzentrationslager der Nationalsozialisten ist ein gutes Beispiel hierfür. Er konnte beobachten, daß diejenigen unter den Gefangenen, denen es gelang, ein Sinngefühl aufrechtzuerhalten, die Hoffnung behielten und aufgrund dessen die besten Chancen hatten, die Greuel des Lagers zu überleben.

> *»Wir sollten nicht fragen: ›Warum ist mir das passiert? Womit habe ich es verdient?‹ Dies zu fragen ist sinnlos, weil es sich nicht beantworten läßt. Besser ist es zu fragen: ›Was kann ich, nachdem mir dies zugestoßen ist, tun, um meine Situation zu verbessern?‹«*
> HAROLD KUSHNER, Rabbi und Autor

Einen Sinn zu finden ist auf vielerlei Arten möglich. Er kann sich in Form einer Philosophie, einer Religion oder von Spiritualität offenbaren. Er kann sich aber auch erschließen, wenn wir erkennen, wie unsere einzigartigen eigenen schmerzhaften Erlebnisse uns geholfen haben, uns weiterzuentwickeln oder in irgendeiner Hinsicht zu besseren Menschen zu werden. Allerdings hat niemand das Recht, uns zu erklären, daß traumatische Ereignisse nicht ohne Grund geschehen seien. Ganz gleich, an welchen Konzepten wir uns orientieren, den Sinn, den wir uns zu eigen machen, müssen wir selbst frei gewählt haben, und wir selbst müssen das Gefühl haben, daß er sich für uns richtig anfühlt.

REFLEXION

Welche Gedanken und Gefühle sind Ihnen gekommen, nachdem Sie die Abschnitte über Dissoziation gelesen haben? Woraus haben Sie vor der Lektüre dieses Buches ein Sinngefühl abgeleitet? Ist irgendein neuer Sinn in Erscheinung getreten? Beschreiben Sie Ihre Gedanken hierzu.

____

____

____

____

____

____

____

Trauma und Trauer

Kathy gab sich nicht mehr selbst die Schuld an ihrer Depression. Sie verspürte ein wenig Hoffnung. Trotzdem litt sie weiter unter der Schwere ihrer Depression und weinte auch noch fast jeden Tag. Wir untersuchten die Ursache ihrer Traurigkeit, indem wir über ihre vielen Verlusterlebnisse sprachen. Sie fing an, Trauer zuzulassen – über den Verlust der Gemeinschaft, in der sie aufgewachsen war, ihrer Freunde und ihres Zuhauses in der Kindheit. Sie betrauerte sogar den Verlust ihres Vaters. Obwohl er sie mißbraucht hatte, war sie immer noch traurig, weil sie ihn vor seinem Tod nicht mehr gesehen hatte. Sie reflektierte: »Ich habe mich nicht einmal von ihm verabschiedet.«

Kathy hatte viele Gefühle, die sich auf seinen Tod bezogen – Wut, Erleichterung, Traurigkeit, Erlösung. Sie erklärte, sie empfinde es als sehr verwirrend, so viele Emotionen zu haben, die sich auf die gleiche Person bezögen.

Traumata sind oft mit Trauer verbunden. Manche Patienten betrauern den Verlust ihrer Sicherheit, andere die versäumten Freuden der Kindheit. Auch der Verlust von Menschen, die uns vernachlässigt, mißbraucht oder mißhandelt haben, kann unaufgelösten Schmerz und Groll aktivieren. Trauer ist mit Loslassen verbunden. Doch das Loslassen traumatischer Erinnerungen fühlt sich manchmal zunächst so an, als gäbe man die letzten Reste der Hoffnung auf Erlösung auf.

Die *Cognitive Processing Therapy* (CPT) vertritt die Auffassung, daß unaufgelöste Trauer die Genesung von einer PTBS erschweren und zur Entstehung depressiver Symptome führen kann. Trauer an und für sich ist natürlich keine Störung, sondern eine normale Reaktion auf Verlust, und sie verläuft auch nicht in einem bestimmten festen zeitlichen Rahmen. Die CPT zielt auf die Beseitigung der Barrieren, die den normalen Verlauf der Trauer behindern. Beispielsweise können dysfunktionale Gedanken Trauer blockieren, indem sie entweder die Realität des Verlusts leugnen oder uns selbst die Schuld daran zuschreiben. Vielleicht hat Ihnen jemand die Botschaft mit auf den Weg gegeben, Sie müßten »stark sein«, und deshalb haben Sie gelernt, Ihren Schmerz zu verbergen. Indem Sie zutreffendere Überzeugungen bezogen auf Sie selbst und die Welt entwickeln, können Sie eine gesündere Beziehung zur Trauer entwickeln und die Realität aller Verluste, mit denen Sie konfrontiert worden sind, akzeptieren.

Phasen der Trauer

Trauer ist sehr komplex und kann äußerst desorientierend wirken. Modelle des Trauerprozesses stellen deshalb eine Hilfe dar, sich in dieser Situation zu orientieren. Elisabeth Kübler-Ross unterscheidet fünf zentrale Phasen der Trauer: Leugnen, Wut, Verhandeln, Depression und Akzeptieren. Sie empfiehlt ihren Lesern, diese Phasen lediglich als grobe Anhaltspunkte zu verstehen – weder als universell gültig, noch als zwingend in linearer Folge stattfindend. Trotzdem ermöglichen die Phasen der Trauer die Auseinandersetzung mit Gefühlen, die mit Tod und Verlust zusammenhängen. Später entwickelte Modelle der Trauer berücksichtigen, daß auch Resilienz, Hoffnung und Entwicklung im Trauerprozeß wichtige Rollen spielen und daß durch die Auseinandersetzung mit Verlusten Gefühle der Dankbarkeit und des Vergebens ermöglicht werden. Lassen Sie sich durch die folgende Auflistung der zentralen Aspekte der Trauer helfen, Ihre eigene Beziehung zu Verlusten in Zusammenhang mit Ihrer persönlichen Traumageschichte zu untersuchen.

> »*Es gibt in der Welt nichts, so wage ich zu sagen, was einem Menschen selbst unter den übelsten Voraussetzungen so zu überleben zu helfen vermag wie das Wissen, daß das eigene Leben einen Sinn hat.*«
> VIKTOR E. FRANKL, Psychiater und Holocaust-Überlebender

- **Leugnen** Man kann sich das Leugnen als einen Schutzmechanismus vorstellen, der von der Realität des erlebten Traumas fernhält. Dies kann zur Folge haben, daß das Leben als unwirklich erscheint. Manchmal sind Menschen im Zustand des Leugnens desorientiert oder nicht in der Lage, sich zu konzentrieren. Im Kontext einer C-PTBS kann Leugnen in Form von Dissoziation zum Ausdruck kommen; dabei handelt es sich um eine Art zu leben, als sei das betreffende Ereignis nicht geschehen oder als wäre man nicht davon betroffen.
- **Wut** Trauernde erleben oft Wut, Rage oder Groll und beschuldigen andere. Sie fühlen sich in diesem Zustand manchmal verlassen, machtlos und hilflos. Trauer kann unerfüllte Hoffnungen reaktivieren und den Wunsch, daß die Dinge anders sein mögen, als sie sind. Es kann sein, daß wir jemanden vermissen, der für uns da gewesen wäre, aber nicht mehr da ist. Oder wir vermissen die Möglichkeit, zu jemandem in Kontakt zu treten, der nicht für uns da gewesen ist. Häufig empfinden sie trauernde Reue und schwelenden Groll. Manchmal sind sie auch wütend auf sich selbst, auf geliebte Menschen oder auf ihr ganzes Leben.
- **Verhandeln** Die zentrale Emotion in der Phase des Verhandelns sind

Schuldgefühle. Möglicherweise kommen Ihnen selbstbeschuldigende Äußerungen wie »Ich hätte sie davon abhalten müssen, sich zu streiten« und »Wenn ich nur etwas getan hätte, hätte ich den Mißbrauch/die Mißhandlungen verhindern können« bekannt vor. Typisch für die Phase des Verhandelns sind magisches Denken und die Überzeugung, daß man irgendwie die Zeit zurückdrehen und dann eine andere, oft unrealistische Entscheidung treffen kann.

- **Depression** Trauer ist am besten am Zustand tiefer Traurigkeit erkennbar. Doch mit Depression ist außerdem Verzweiflung oder ein Gefühl der Sinnlosigkeit des eigenen Lebens verbunden. Vielleicht fragen Sie sich: »Was hat es denn noch für einen Sinn zu leben?« Vielleicht fragen Sie sich auch, wie Sie weiterleben können und warum Sie es tun sollten. Sie müssen sich darüber im klaren sein, daß Sie diesen Zustand nicht sofort ändern können; vielmehr handelt es sich um einen Warnhinweis, der Ihnen zeigt, worum Sie sich kümmern müssen – jenes Gefühl der Leere, das mit schwerwiegenden Verlusten verbunden ist.
- **Akzeptieren** ist die Fähigkeit, als real anzuerkennen, was man erlebt hat, und sich dann zum Weiterleben zu entscheiden. Deshalb müssen Sie mit dem, was geschehen ist, nicht einverstanden sein. Trotzdem können Sie Ihre augenblicklichen Beziehungen genießen und auf eine Ihnen als sinnvoll erscheinende Weise in der Welt aktiv sein.
- **Resilienz und Entwicklung** Wut, Furcht und Traurigkeit sind nicht die einzigen Emotionen, die mit traumatischen Erlebnissen verbunden sein können. Man kann aufgrund solcher Erlebnisse auch eine tiefe Wertschätzung des Lebens entwickeln. Unsere einzigartigen Erlebnisse können unsere Fähigkeit vertiefen, zu anderen Menschen in echten Kontakt zu treten, und unsere Bereitschaft, uns verletzlich zu zeigen, kann dadurch ebenso gestärkt werden wie unsere Fähigkeit, um Hilfe zu bitten. Resilienz ist nicht angeboren, sondern wird erlernt, und sie entwickelt sich im Rahmen des Heilungsprozesses.

ÜBUNG

In der folgenden Übung geht es darum, an den widerstreitenden Emotionen des Grolls, der Reue, der Wertschätzung und der Hoffnung zu arbeiten, die alle mit der Trauer über traumatische Verluste verbunden sind. Die Übung besteht darin, daß Sie vier Sätze ergänzen. Verweilen Sie bei jedem so lange, wie Sie brauchen, um etwas über die Erinnerungen, Gedanken, Worte und Gefühle, die Ihnen in den Sinn kommen, aufzuschreiben.

Ich empfinde Trauer wegen …

____

____

____

Ich empfinde Wut und Groll wegen …

____

____

____

Ich bereue …

____

____

____

Ich hoffe, …

____

____

____

Ich schätze und akzeptiere …

____

____

____

Wenn die Worte fehlen

Kathy hatte häufig starke Emotionen und Körperempfindungen. Sie litt unter chronischer Anspannung im Bereich des Magens, und man hatte bei ihr Reizdarm diagnostiziert. Außerdem hatte sie ständig Schmerzen im Unterrücken. Diese Beschwerden plagten sie schon so lange, daß sie eine Verbesserung ihres Zustandes für unmöglich hielt.

Wir arbeiteten zunächst an den Körperempfindungen. Ich forderte Kathy auf, auf Bauch und Unterrücken zu fokussieren. Bald fing sie an zu weinen. Ich bat sie, weiter auf alle Emotionen, Vorstellungsbilder, Worte und Impulse, ihren Körper zu bewegen, zu achten.

Kathy sagte: »Es ist dunkel. Ich kann mich nicht bewegen. Ich habe das Gefühl festzusitzen, und mein Körper tut weh.« Sie sank auf der Couch in sich zusammen.

Ich erinnerte die Patientin daran, daß sie in meinem Behandlungsraum in Sicherheit war. Daraufhin öffnete sie die Augen und blickte um sich. Dann schaute sie mich an, und ich bat sie, ihre Empfindungen zu überprüfen. Sie sagte: »Ich spüre, daß meine Füße gegen den Boden drücken. Und ich spüre einen Kloß im Hals.«

Dann fragte ich sie: »Was will Ihr Körper jetzt?« Kathy antwortete: »Ich will stoßen und treten! Und ich will brüllen: ›Geh weg von mir!‹«

Auf meine Aufforderung hin wiederholte sie diese Worte. Dann stieß sie langsam und sehr bewußt Arme und Beine vom Rumpf weg. Dabei wiederholte sie sehr nachdrücklich: »Geh weg von mir!«

Nach einigen Minuten beruhigte sich Kathy und wurde still. Sie wirkte sehr friedlich, und auf ihrem Gesicht tauchte ein Glühen auf, das ich noch nie bei ihr gesehen hatte. Sie schaute zu mir auf und sagte: »Jetzt ist es vorbei.«

Dann bemerkte sie: »Ich habe diese Geschichte so viele Jahre lang vom Kopf her erzählt, sie aber nie von meinem Körper erzählen lassen. Ich wußte gar nicht, daß auch mein Körper eine Geschichte zu erzählen hat!«

Im letzten Jahrzehnt hat die somatische Psychotherapie unter den Therapien, die zur Behandlung von PTBS eingesetzt werden, eine Spitzenposition erobert. Bessel van der Kolks Buch *Verkörperter Schrecken* beschreibt sehr anschaulich, warum es wichtig ist, den Körper in diese Behandlung einzubeziehen. Beispielsweise unterscheiden sich Kindheitserinnerungen, die aus der Zeit vor Erreichen des Alters von fünf Jahren stammen, von typischen Erinnerungen, wie sie später im Leben entstehen. Traumatische Erinnerungen, die nach Erreichen des Alters von fünf Jahren entstanden sind, können ebenfalls unterdrückt oder dissoziiert und nur in Bruchstücken erinnert werden. In beiden Fällen können Menschen Emotionen erleben, ohne zu wissen warum, und physische Empfindungen unbekannten Ursprungs können auftreten. Deshalb reichen Vernunft und Logik allein zur Behandlung eines Traumas selten aus. Und unaufgelöste Traumata wirken negativ auf die Gesundheit und können eine Vielzahl von Krankheiten nach sich ziehen, darunter Verdauungsprobleme, Herz-Kreislauf-Erkrankungen, Krebs, chronische Lungenkrankheiten, Leberkrankheiten und Autoimmunkrankheiten, um nur einige zu nennen. Sich mit den Empfindungen und Bewegungsimpulsen des eigenen Körpers zu befassen spielt bei der Heilung eine sehr wichtige Rolle.

> »*Jedes schmerzende Gefühl ist eine potentielle Energie, die nach einer besseren Lebensweise strebt, wenn man ihr nur Gelegenheit gibt, sich zu entfalten.*«
> Eugene Gendlin,
> Philosoph und Psychotherapeut,
> »Focusing«

Die Geschichte, die der Körper erzählt

Eines der Defizite einer Redetherapie besteht darin, daß in ihr darauf fokussiert wird, die Geschichte in Vergangenheitsform zu erzählen. Hingegen steht bei somatischen Psychotherapien das Körpergewahrsein im Hier und Jetzt im Mittelpunkt. Alle belastenden Ereignisse lösen eine Kampf-oder-Flucht-Reaktion aus. In Gefahrensituationen, aus denen kein Entkommen möglich ist, erstarrt der Körper im Zustand der Immobilität.

Wir können die physiologische Wirkung traumatischer Ereignisse auflösen, indem wir unseren Körper spüren, in ihn hineinatmen und ihn bewegen. Die Therapie mit Namen *Somatic Experiencing* bezeichnet diesen Prozeß als Vervollständigen »unabgeschlossener Defensivhandlungen«, was beinhaltet, daß wir uns auf unser Bedürfnis, in der traumatischen Situation davonzulaufen oder um unser Überleben zu kämpfen, besinnen. Die *Sensumotorische Psychotherapie* sieht das Anspannen des Kiefers, das Ballen der Fäuste und das Schürzen der Lippen als Anzeichen für unabgeschlossene Handlungen, die wir achtsam untersuchen können. Indem wir unserem Körper die Möglichkeit geben, seine Geschichte zu erzählen, machen wir uns unsere Fähigkeit, heilende Bewegungen auszuführen, wieder zu eigen. Wir müssen uns fragen: «Was will jetzt in meinem Körper geschehen?« Richten Sie Ihr Gewahrsein anschließend auf Ihre Empfindungen.

ÜBUNG

Gewöhnlich ist eine Depression in Zusammenhang mit einer C-PTBS mit einer schwelenden Empfindung des körperlichen Zusammenbruchs in Reaktion auf Gefühle der Reglosigkeit, Hilflosigkeit oder Scham verbunden. Die folgende Übung, die dem Somatic Experiencing entstammt, ermöglicht Ihnen, sich ein Gefühl der Resilienz und der körperlichen Stärke wieder zu eigen zu machen.

- Suchen Sie einen sicheren Ort auf, wo Sie an dieser Übung arbeiten können. Setzen Sie sich auf einen Stuhl.
- Lassen Sie sich zusammensinken. Ihre Schultern können sich dabei nach vorn bewegen, und Ihr Blick bewegt sich nach unten. Statt gegen dieses In-sich-Zusammensinken anzukämpfen, können Sie das Kollabieren noch ein wenig übertreiben, bis Ihr Oberkörper über Ihre Beine gebeugt ist.
- Nehmen Sie sich Zeit, um zu spüren, wie Sie sich in Ihrem Körper fühlen. Welche Emotionen oder Gedanken tauchen bei Ihnen auf?
- Richten Sie anschließend Ihre Wirbelsäule langsam wieder auf. Erheben Sie allmählich Rumpf und Kopf, bis Sie sehr aufrecht sitzen und Ihr Kopf oben auf Ihrer Wirbelsäule balanciert. Erheben Sie den Blick, und schauen Sie gerade vor sich hin. Nehmen Sie die Empfindungen in Ihrer Brust wahr. Fällt Ihnen ein Gefühl der Offenheit oder Erweiterung auf? Welche Emotionen oder Gedanken registrieren Sie jetzt?
- Falls Sie den Impuls verspüren, wieder in sich zusammenzusinken, können Sie den beschriebenen Vorgang so lange wiederholen, bis Sie das

Gefühl haben, daß es Sie keine große Mühe mehr kostet, in aufrechter Haltung zu bleiben.

REFLEXION

Nehmen Sie sich ein wenig Zeit, um etwas über Ihre Erfahrungen mit dieser körperzentrierten Übung aufzuschreiben.

____

____

____

____

____

____

____

____

____

Geist und Körper im Heilungsprozeß

Eines Tages kam Kathy in deutlich besserer Verfassung in meine Praxis. Sie berichtete, sie habe in der vergangenen Woche mehrmals an Yoga-Übungen teilgenommen. Beim ersten Termin hatte sie nur einen Teil der anstrengenden körperlichen Übungen ausführen können. Allerdings hatte sie etwas für sie Ungewöhnliches erlebt: Sie hatte sich danach »zuversichtlicher« gefühlt.

Kathy sagte: »Ich stand im weiteren Verlauf des Tages ein wenig aufrechter und fühlte mich mehr wie ich selbst.«

Außerdem berichtete sie, sie fühle sich hoffnungsvoller. Einige Tage später nahm sie erneut an einer Yoga-Übung teil. Wieder fühlte sie sich danach fokussierter und entspannter.

In den auf diese Therapiesitzung folgenden Monaten praktizierte Kathy regelmäßig Yoga-Übungen. Sie berichtete, die positive Wirkung der Übungen werde offenbar stärker, wenn Sie sich zumindest während eines Teils der Übungstermine zwinge, anstrengende Stehpositionen einzunehmen. Auf diese Weise erlangte sie allmählich ihre körperliche Kraft, ihre Flexibilität und die Fähigkeit, sich auszuruhen, zurück.

Wie die ACE-Studie (siehe Seite 39) gezeigt hat, sind unverarbeitete Kindheitstraumata eine große Belastung für die körperliche Gesundheit. Streß und traumabedingte Krankheiten werden auf eine chronische Dysregulation des ANS zurückgeführt; dazu zählen Bluthochdruck, Störungen des Blutzuckerspiegels, Probleme mit dem Immunsystem und Verdauungsstörungen. Einsicht ist ein wichtiger Bestandteil der Reise zur Heilung, reicht aber in der Regel nicht aus, um die Auswirkungen einer C-PTBS auf die körperliche Gesundheit zu behandeln.

Viele Klienten, die schwere Traumata erlebt haben, leiden unter körperlichem und emotionalem Schmerz und wenden sich hilfesuchend an Ärzte. Diese verschreiben ebenso wie Psychiater häufig Medikamente, manchmal als einzige Form der Behandlung, manchmal zusätzlich zu einer Psychotherapie. Lange wurden in solchen Fällen Mittel wie Benzodiazepine (Valium, Xanax etc.) verschrieben, weil diese sowohl körperlichen als auch emotionalen Schmerz schnell dämpfen. Allerdings wurden diese Mittel 2012 als bei PTBS nicht zu empfehlen eingestuft, weil sie stark suchterzeugend wirken und den Heilungsprozess verzögern. Sie unterdrücken in manchen Fällen die physiologischen und psychologischen Prozesse, die zur Auflösung eines Traumas stattfinden müssen. Zur Behandlung einer PTBS geeignete Mittel, die weniger Nebenwirkungen als Benzodiazepine haben, sind die Präparate der SSRI-Gruppe (unter anderem Prozac und Zoloft). Auch viele Verfahren der Komplementär- und Alternativmedizin haben sich als für die Genesung von Traumata günstig erwiesen. Viele Klienten empfinden Massagen,

» Ich habe diese Geschichte so viele Jahre lang vom Kopf her erzählt, sie aber nie von meinem Körper erzählen lassen. Ich wußte gar nicht, daß auch mein Körper eine Geschichte zu erzählen hat!«

Akupunktur, Meditation, Yoga, Körpertraining und eine gesunde Ernährung als optimal für die Förderung ihres Wohlbefindens. Regelmäßiges Körpertraining und Entspannungsübungen in Ihren Tagesablauf einzubeziehen kann für Ihre geistig-körperliche Gesundheit sehr wichtig sein.

Stimulation des Vagusnervs

Die Wirkung von Geist-Körper-Therapien basiert auf der Regulation des ANS. Dabei spielt der Vagusnerv eine zentrale Rolle. Ein gesunder Tonus des Vagus gewährleistet die optimale Funktionsfähigkeit des Verdauungssystems, fördert die gesunde Aktivität des Herzens und erhält die Reaktionsfähigkeit des Immunsystems. Der Vagusnerv verläuft durch Bauch, Zwerchfell, Lunge, Kehle, Innenohr und Gesichtsmuskeln. Deshalb können Aktivitäten, die sich auf diese Bereiche Ihres Körpers auswirken, aufgrund der Geist-Körper-Feedback-Schleife auch die Funktionsfähigkeit des Vagusnervs beeinflussen. Wir können uns den Vagusnerv wie ein bidirektionales System der Funkkommunikation vorstellen, das uns hilft, mit unseren Empfindungen und Emotionen in Kontakt zu bleiben. Techniken der Stimulation des Vagusnervs zielen entweder auf Entspannung oder auf Re-Energetisierung, je nachdem, was ein bestimmter Patient in seiner aktuellen Situation braucht, um sich ruhig und im Besitz der Kontrolle fühlen zu können. Der Vagusnerv läßt sich durch Techniken stimulieren, die Sie bequem zu Hause erforschen können. Dazu zählen:

- **Summen** Der Vagusnerv passiert die Stimmbänder und das Innenohr, und die durch das Summen erzeugten Vibrationen wirken beruhigend auf das Nervensystem. Wählen Sie ein Lied aus, das Ihnen besonders gut gefällt, und achten Sie beim Singen darauf, welche Empfindungen dadurch in Ihrer Brust und Kehle und in Ihrem Kopf hervorgerufen werden.
- **Bewußtes Atmen** Langsames, bewußtes Atmen ist eine der schnellsten Möglichkeiten der Beeinflussung des Nervensystems. Dabei geht es darum, Bauch und Zwerchfell in Einklang mit der Atmung zu bewegen und diese dadurch zu verlangsamen. Der Vagusnerv wird stimuliert, wenn die Atmung von den typischen zehn bis vierzehn Atemzügen pro Minute auf fünf bis sieben Atemzüge pro Minute verlangsamt wird.

- **Valsalva-Manöver** Dieser recht ungewöhnliche Name bezeichnet einen im Grunde einfachen Prozeß, nämlich das Bemühen, gegen einen verschlossenen Atemweg auszuatmen. Dazu braucht man nichts weiter zu tun, als den Mund geschlossen zu halten, die Nasenlöcher zu verschließen und dann zu versuchen auszuatmen. Dies erhöht den Druck in der Brusthöhle und damit auch den Tonus des Vagus.
- **Tauchreflex** Eine besonders wirksame Technik der Stimulation des Vagusnervs besteht darin, das Gesicht von den Lippen bis zur Schädeldecke mit kaltem Wasser zu bespritzen und dadurch den sogenannten Tauchreflex auszulösen. Die gleiche kühlende Wirkung kann man erzielen, indem man Eiswürfel in einem verschließbaren Gefrierbeutel gegen das Gesicht drückt und dabei kurz die Luft anhält. Der Tauchreflex verlangsamt die Herzfrequenz, erhöht die Blutzufuhr zum Gehirn, verringert Wut und entspannt den Körper.

REFLEXIONEN

Welche Arten von Körpertraining gefallen Ihnen besonders gut? Was hilft Ihnen, sich zu entspannen? Welche zusätzliche Unterstützung halten Sie für notwendig, um einen optimalen Gesundheitszustand zu erreichen (Massage, Akupunktur, Ernährungsberatung, Fitneßtrainer)?

Schauen Sie sich die zur Stimulation Ihres Vagusnervs empfohlenen Übungen noch einmal an. Experimentieren Sie mit ihnen, und gehen Sie mit dem, was Sie dabei erleben, achtsam und neugierig um. Finden Sie beispielsweise heraus, wie lange Sie tiefes Atmen üben müssen, bis Sie innerlich eine Veränderung spüren? Ist es Ihnen lieber zu summen, oder atmen Sie lieber tief? Was haben Sie entdeckt?

____

____

____

____

____

____

Im Handeln Einsichten verankern

Kathys depressive Symptome nahmen weiter ab. Sie plagte sich nicht mehr mit der zentralen Überzeugung, sie sei für immer geschädigt, und sie litt auch nicht mehr unter Gefühlen der Hoffnungslosigkeit. Manchmal rang sie damit, sich zu gestatten, positive Emotionen wie Freude und Glück zu erleben, aber sie lernte, sich immer wieder daran zu erinnern, daß sie es verdient hat, sich gut zu fühlen.

Kathy erkannte an, daß ihre körperlichen Symptome Magen- und Rükkenschmerz vielleicht nie völlig verschwinden würden, aber sie fürchtete ihre Schmerzen weniger. Wenn Schmerzen auftraten, verstand sie dies als Signal, das sie veranlaßte, einen Gang herunterzuschalten, tief zu atmen und ihres Körpers gewahr zu werden. Sie praktizierte weiter regelmäßig Yoga-Übungen und lernte, auf ihre Ernährung zu achten.

Nun konnte Kathy von sich sagen: »Ich bin stark und kompetent. Ich wünschte mir zwar, ich hätte in meinem Leben nicht so viel Schmerz empfunden, aber ich habe nicht mehr das Gefühl, meine Vergangenheit mache es mir unmöglich, in Zukunft ein gutes und sinnerfülltes Leben zu führen.« Kathy fühlte sich offen für die Erprobung neuer Möglichkeiten. Sie konnte sich vorstellen, mehr Energie auf Kontakte zu Freunden zu verwenden und wieder mit Männern auszugehen. Sie atmete tief und dachte über die sich ihr bietenden Möglichkeiten nach.

Neue positive Überzeugungen und Emotionen tauchen häufig erst nach der Verarbeitung eines Traumas auf. In diesem Zusammenhang ist es wichtig, sich die Zeit zu nehmen, um positive Emotionen in das Leben zu integrieren. Sie haben Liebe und Fürsorge verdient und sind es wert, sie zu bekommen. In der Integrationsphase der Traumabehandlung spielt die Stärkung positiver Gefühle und Verhaltensweisen eine wichtige Rolle, weil sie Ihnen ermöglichen, sich fähig zu fühlen, Ihr Leben nach Ihren Wünschen zu gestalten. Damit positive Gefühle sich entfalten können, müssen Sie die mit den Emotionen verbundenen Empfindungen ertragen – und das gilt auch für positive Emotionen wie Freude, Glück und Begeisterung. So wie ein Schiff in Ufernähe vor Anker geht, um den Zugang zu ihm zu erleichtern, können Sie Anker für positive Gefühle und Handlungen kreieren. Das können simple Äußerungen oder Handlungen im Laufe eines Tages leisten, die Ihnen helfen, sich geerdet und hoffnungsvoll zu fühlen. Eine solche Möglichkeit ist, jeden Morgen beim Aufwachen zu sagen: »Ich bin genug.« Schreiben Sie dies auf einen Post-it-Zettel, den Sie am Badezimmerspiegel anbringen, damit Sie ihn jeden Morgen sehen. Ein Anker kann aber auch darin bestehen, vor jeder Mahlzeit fünfmal tief zu atmen, um sich zu vergegenwärtigen, daß Sie zur Ruhe kommen und Ihr Essen genießen sollten.

Die Integration hilft Ihnen auch, Mut zu sammeln und an sich selbst zu glauben, wenn Sie mit einer Schwierigkeit konfrontiert werden. Wenn Sie sich z. B. vorstellen, daß Sie Ihren Chef um eine Gehaltserhöhung bitten, können Sie visualisieren, daß Sie aufrecht vor ihm stehen, ihm in die Augen schauen und ihn selbstbewußt ansprechen. Dabei können Sie sich vorstellen, wie wohl Sie sich fühlen würden, wenn Ihr Chef auf Ihre Bitte eingehen würde und wie Sie dann mit der Situation umgingen, oder aber, wie Sie damit fertig würden, wenn er Ihnen die Bitte abschlagen würde. Generell konzentriert sich der Integrationsprozeß auf die Stärkung Ihrer positiven Überzeugungen in ihrer Beziehung zu Vergangenheit, Gegenwart und Zukunft.

Positive Emotionen ertragen

Wenn Sie in Ihrer Kindheit Vernachlässigung, Mißbrauch oder Mißhandlungen erlebt haben, haben Ihre primären Bezugspersonen Gefühle der Freude, des Glücks und der Begeisterung bei Ihnen wahrscheinlich nicht unterstützt. Möglicherweise sind Sie sogar bestraft worden, wenn Sie Enthusiasmus oder Überschwang zum Ausdruck brachten. Die Folge können Schwierigkeiten sein, im Erwachsenenalter positive Emotionen zu ertragen. Möglicherweise fällt es Ihnen auch schwer, sich an positive Erlebnisse zu erinnern, oder Sie haben das Bedürfnis, sich zu verschließen, wenn Sie angenehme Empfindungen erleben.

Sie würden eine voll aufgeblühte Blume kaum kritisieren, weil sie zuviel Raum beansprucht, und einen Sonnenuntergang nicht, weil er nach Ihrer Auffassung zu sehr leuchtet. Doch wie oft haben Sie schon Ihren eigenen Glanz heruntergespielt, weil Sie fürchteten, andere Menschen könnten Sie als egoistisch oder eingebildet kritisieren. Vielleicht sind Sie auch überzeugt, daß etwas Gutes, dessen Auftauchen man zu eifrig feiert, wieder verschwinden könnte. Vielleicht schmälern Schuldgefühle Ihre Fähigkeit, Freude zu empfinden. Egoistisch zu sein wird gemeinhin als negativ angesehen; Psychologen haben jedoch festgestellt, daß eine gesunde Form der Wahrnehmung eigener Interessen dem Erreichen eines Zustandes des Wohlbefindens förderlich ist. Gesunde Ichzentriertheit ist der Selbstfürsorge verwandt und ist nicht gleichbedeutend damit, daß uns andere Menschen unwichtig sind. Vielmehr ist sie besonders wichtig für die Heilung einer C-PTBS – sie animiert uns dazu, unsere eigenen Bedürfnisse und Gefühle auch dann zu respektieren, wenn andere es nicht tun. Wissenschaftliche Untersuchungen sind zu folgenden Erkenntnissen gelangt:

» *Gesunde Ichzentriertheit ist der Selbstfürsorge verwandt und ist nicht gleichbedeutend damit, daß uns andere Menschen unwichtig sind. Vielmehr ist sie besonders wichtig für die Heilung einer C-PTBS – sie animiert uns dazu, unsere eigenen Bedürfnisse und Gefühle auch dann zu respektieren, wenn andere es nicht tun.*

- **Ichzentrierte Menschen sind gesünder.** Sie sorgen meist besser für sich selbst.
- **Ichzentrierte Menschen haben bessere Beziehungen.** Sie haben ein gut entwickeltes Ichempfinden, sind in der Lage zu kommunizieren und grenzen sich klar ab.

- **Ichzentrierte Menschen haben natürliche Führungsqualitäten.** Sie verfügen über den erforderlichen Antrieb sowie das nötige Selbstvertrauen und die Motivation, die Menschen brauchen, um ihre Ziele erreichen zu können.
- **Ichzentrierte Menschen sind glücklicher.** Sie verbringen ihre Zeit mit angenehmen Aktivitäten und sind als Erwachsene authentischer.

Es ist an der Zeit, daß Sie Ihre Fähigkeit, vollständig zu erblühen, für sich beanspruchen. Sie haben das Recht, in der Schönheit Ihres Seins zu verweilen und sie zu genießen. Positive Emotionen stärken auch die Immunfunktion. Sagen Sie also ja zu dem, was Sie wahrhaft nährt, bringen Sie Ihre Kreativität zum Ausdruck, und reflektieren Sie darüber, was Sie inspiriert. Was weckt in Ihnen ein Gefühl der Ehrfurcht? Ist es der Klang von Kinderlachen, die Art, wie das Licht auf die Blumen in einem Garten fällt, oder der angenehme Geschmack von Schokolade auf der Zunge? Gönnen Sie sich, Ihre Aktivitäten zu verlangsamen und die Geschenke des gegenwärtigen Augenblicks anzunehmen.

ÜBUNG

Die Achtsamkeitspraxis lädt ein, das Gewahrsein positiver Empfindungen im eigenen Körper zu verstärken. Manchmal erfordert es ein wenig Übung, die Neigung, auf Unbehagen oder Schmerz zu fokussieren, zu überwinden. Wenn Sie merken, daß schmerzhafte Empfindungen Sie ablenken, dann seien Sie sanft und mitfühlend sich selbst und Ihrer Übung gegenüber – mit der Zeit wird es Ihnen leichter fallen, damit umzugehen.

- **Achten Sie auf Empfindungen des Behagens** Überprüfen Sie, ob Sie sich in einem bestimmten Bereich Ihres Körpers gut, behaglich und entspannt fühlen. Falls Sie Schwierigkeiten haben, einen schmerzfreien Bereich zu finden, richten Sie Ihre Aufmerksamkeit stärker auf die Peripherie Ihres Körpers und versuchen Sie, einen Körperbereich zu finden, der sich neutral anfühlt, beispielsweise Ihre Nasenspitze oder Ihre Finger und Zehen.
- **Erweitern und genießen** Atmen Sie tief in behagliche oder neutrale Empfindungen hinein. Welche Eigenschaften sind mit Ihren Empfindungen

verbunden? Eine bestimmte Temperatur, eine Farbe oder ein Bild? Können Sie das Behagen und das Gefühl der Entspannung stärker werden lassen? Vielleicht entdecken Sie auch Gefühle der Wärme oder Freude. Stellen Sie sich vor, diese Empfindungen dehnen sich aus und erfüllen Ihren ganzen Körper. Verweilen Sie so lange bei diesem Prozeß, wie Sie mögen. Machen Sie sich klar, daß es keinen Grund zur Eile gibt. Entspannen Sie sich in die Freude hinein.

- **Refokussieren und Verfeinern** Wenn Sie merken, daß Sie sich ablenken lassen, und wenn Sie das Gefühl haben, »zu sehr im Kopf« zu sein, können Sie Ihre Aufmerksamkeit sanft in den anfänglichen Bereich des Behagens zurücklenken. Wiederholen Sie den gesamten Vorgang anschließend. Verweilen Sie jedesmal ein wenig länger bei positiven Empfindungen.

REFLEXION

Nehmen Sie sich ein wenig Zeit, um etwas über Ihre Erfahrungen mit dieser Übung des Fokussierens auf positive Empfindungen und auf Leichtigkeit im Umgang damit aufzuschreiben.

____

____

____

____

____

____

____

Positive Überzeugungen festigen

In der EMDR-Therapie gibt es eine »Installationsphase«, in der es um die Integration neuer positiver Überzeugungen geht, die sich auf den Patienten selbst in Vergangenheit, Gegenwart und Zukunft beziehen. Zunächst werden Sie dabei aufgefordert sich vorzustellen, wie Sie es empfinden würden, zweifelsfrei zu wissen, daß Sie stark, wertvoll, fähig oder mächtig sind, während Sie gleichzeitig über Ihre traumatischen Kindheitserlebnisse reflektieren. Anschließend nehmen Sie sich die Zeit, Ihre neuen positiven Überzeugungen in diesem Kontext sich entwickeln zu lassen und alle Barrieren, die Ihren Überzeugungen hinsichtlich Ihres Status eventuell hinderlich sein könnten, zu überwinden.

Beispielsweise haben Sie vielleicht einmal geglaubt, Sie selbst trügen die Schuld an den Dingen, die Sie in Ihrer Kindheit erlebt haben. Sie können sich dann selbst als Kind in jenen schmerzhaften Situationen sehen und Ihrem jungen Anteil sagen: »Es war nie deine Schuld. Du hast nichts falsch gemacht. Du bist liebenswert, so wie du bist.« In einem zweiten Schritt stellen Sie sich vor, wie Ihr gegenwärtiges Leben aussehen würde, wenn Sie ohne jeden Vorbehalt an Ihren eigenen Wert glauben würden – wenn Sie in der Lage wären, darauf zu vertrauen, daß Sie so, wie Sie sind, ganz und gar geliebt werden könnten. In einem dritten Schritt stellen Sie sich vor, wie solche Sie selbst betreffenden positiven Überzeugungen Ihre Zukunft formen könnten.

ÜBUNG

Schauen Sie sich die folgende Liste positiver Überzeugungen genau an.

- Ich bin liebenswert.
- Ich bin stark.
- Ich bin wichtig.
- Ich bin kompetent.
- Ich bin wertvoll.
- Ich gehöre dazu.
- Ich habe überlebt.
- Ich bin jetzt in Sicherheit.

Wählen Sie aus dieser Liste die positiven Überzeugungen, die Ihnen als für Ihren persönlichen Heilungsprozeß am wichtigsten erscheinen, oder wählen Sie andere, die Sie für geeigneter halten. Stellen Sie sich vor, Sie reisen in der Zeit rückwärts und können ein Gespräch mit einer jüngeren Version von Ihnen selbst führen. Teilen Sie diesem jüngeren Selbst mit, was Ihnen mittlerweile klar geworden ist. Sie können etwas sagen wie: »Ich weiß, daß du meinst, es werde dir immer so übel ergehen; du sollst aber wissen, daß du dies überleben wirst. Du wirst einmal eine Zeit erleben, in der du in

Sicherheit bist. Auch wenn du es jetzt noch nicht weißt, bist du doch sehr wichtig und es wert, geliebt zu werden.« Nehmen Sie sich genügend Zeit, um Ihre Sie selbst betreffenden positiven Überzeugungen in der Vergangenheit zu verankern.

> »*Unsere tiefste Angst beinhaltet nicht, daß wir unzulänglich sind, sondern daß wir über unvorstellbare Macht verfügen. Nicht unsere Dunkelheit, sondern unser Licht ängstigt uns am meisten. Wir fragen uns: Wer bin ich schon, daß ich großartig, wunderschön, begabt und fabelhaft sein soll? Besser würden wir uns fragen, warum wir dies nicht sein sollten.*«
>
> Marianne Williamson, Autorin und Dozentin

Und nun stellen Sie sich vor, daß Sie Ihre Worte in Ihr gegenwärtiges Leben integrieren. Sehen Sie sich in Ihrem Heim oder in Ihrer beruflichen Situation. Sie können beispielsweise etwas sagen wie: »Manchmal fühlt sich das Leben zwar immer noch hart an, aber ich weiß, daß das Schlimmste nun vorüber ist. Ich bin jetzt in Sicherheit. Ich bin wichtig und ich bin es wert, geliebt zu werden.«

Und dann stellen Sie sich in der Zukunft vor. Welche Ziele setzen Sie sich? Vielleicht können Sie sich sogar Ihr zukünftiges Ich vorstellen. »Du bist wichtig und der Liebe wert. Du bist stark und kompetent. Ich glaube an dich, und ich bin so stolz auf alles, was du erreichst.«

REFLEXION

Nehmen Sie sich nun ein wenig Zeit, um etwas über Ihre Erfahrungen mit dieser Übung aufzuschreiben.

____

____

____

____

____

____

Zusammenfassung

In diesem Kapitel wurden Sie dazu angeleitet, die depressiven Symptome einer komplexen PTBS durchzuarbeiten. Sie haben sich in diesem Zusammenhang mit Scham, Hilflosigkeit und Dissoziation sowie mit Trauer beschäftigt. Sie haben Möglichkeiten kennengelernt, Ihr Nervensystem zu regulieren und Ihre körperliche Gesundheit zu fördern. Außerdem haben Sie gelernt, neue positive Gefühle und Überzeugungen zu verstärken und in Ihrem Leben zu verankern.

REFLEXION

Nehmen Sie sich nun ein wenig Zeit, um sich die Übungen in diesem Kapitel sowie Ihre sämtlichen eigenen Notizen noch einmal anzuschauen. Was haben Sie über sich selbst gelernt? Nutzen Sie den folgenden Leerraum für Reflexionen über alles, was Sie bisher mit diesem Buch erlebt haben.

KAPITEL 6

Unterstützen der langfristigen Entwicklung

In diesem Buch wurden Sie immer wieder dazu angehalten, Ihre Beziehung zu Schmerz zu verändern. Statt gegen unangenehme Emotionen und Erinnerungen Widerstand zu entwickeln, sollten Sie sich mit Ihren Problemen auseinandersetzen. Ich hoffe, daß Sie sich nun stärker fühlen und daß Sie durch die Arbeit an den beschriebenen Übungen gelernt haben, sich selbst besser zu verstehen. Damit ist der Heilungsprozeß aber noch nicht abgeschlossen – er wird auch noch weitergehen, wenn Sie die Lektüre des Buches beendet haben. Ihrem emotionalen und körperlichen Wohlbefinden ist am meisten damit gedient, daß Sie sich jeden Tag gesundheitsfördernden Aktivitäten widmen. Von Ralph Waldo Emerson stammt der berühmte Ausspruch: »Das Leben ist eine Reise, kein Ziel.« Ich lade Sie ein, die Reise zur Heilung als einen zutiefst lohnenden, lebenslangen Prozeß der Selbstentdeckung zu verstehen.

In diesem letzten Kapitel werden Sie Übungen kennenlernen, welche die persönliche Entwicklung und die Resilienz fördern. Außerdem werden Sie Ihre Beziehung zur eigenen Kreativität erforschen und durch die Entwicklung von Vergeben und Dankbarkeit Ihr Mitgefühl stärken. Indem Sie ein persönliches Übungsritual entwickeln, werden Sie das Erreichte in anhaltender Veränderung oder, wie B. K. S. Iyengar es nennt, Transformation verankern.

Resilienz und Entwicklung

Wissenschaftler haben die Überzeugungen und Verhaltensweisen von Menschen untersucht, die Kindheitstraumata nicht nur überlebt, sondern sich im Anschluß daran sogar ausgesprochen positiv entwickelt haben. Der Begriff *Resilienz* beinhaltet, daß Menschen aufgrund ihrer Anpassungsfähigkeit auch mit sehr schwierigen Situationen gut zurechtkommen. Dies bedeutet jedoch nicht, daß sie kein Leid erleben; Resilienz entwickelt sich vielmehr aufgrund von ausreichender Unterstützung beim Durcharbeiten problematischer Emotionen. Dadurch entsteht ein vertieftes Selbstverständnis. Resilienz ist kein Charakterzug, den Menschen entweder haben oder nicht haben, sondern das Resultat des Erlernens bestimmter Strategien und der Ausführung entsprechender Übungen.

> »*Veränderung führt zu Enttäuschung, wenn es nicht gelingt, sie aufrechtzuerhalten. Transformation hingegen ist anhaltende Veränderung und wird durch Übung erreicht.*«
> B. K. S. Iyengar, Yoga-Meister

Sie haben Strategien geübt, die Ihnen helfen sollten, sich selbst zu akzeptieren, Achtsamkeit zu entwickeln, Ihre Fähigkeit zur Emotionsregulation zu verbessern und gesunde interpersonale Beziehungen zu pflegen. All dies unterstützt auch Resilienz und Weiterentwicklung. Die Resilienz-Expertin Jane McGonigal vertritt die Auffassung, daß wir stärker werden, indem wir erkennen, welche Aktivitäten uns körperlich, emotional, mental, sozial und spirituell unterstützen. Zwar mag jede einzelne Ihrer Aktivitäten als unbedeutend erscheinen, doch helfen sie alle zusammen Ihnen, sich stark, mutig und fähig zu fühlen.

Wir werden uns nun drei wichtige Aspekte von Resilienz genauer anschauen:

- **Verbundenheit** Resilienz wird assoziiert mit der Unterstützung eines anderen Menschen, der uns helfen kann, schwierige Erlebnisse zu verarbeiten. Dies geschieht oft in Form einer Psychotherapie; resiliente Menschen bauen aber auch aktiv ihr soziales Umfeld auf und bleiben mit ihm in Kontakt, statt sich zu isolieren.

- **Entscheidungsfreiheit und Kontrolle** Kindheitstraumata können Menschen das Gefühl vermitteln, sie würden ihrer Entscheidungsfreiheit und ihrer Kontrollmöglichkeiten beraubt. Resilienz wird mit der Auffassung assoziiert, daß wir bei entsprechender Bemühung den Verlauf unseres Lebens hier und jetzt beeinflussen können. Konzentrieren Sie sich auf die Ereignisse in Ihrem Leben, die zu beeinflussen Ihnen zur Zeit tatsächlich möglich ist.
- **Entwicklungsorientiertheit** Resiliente Menschen glauben oft, Weiterentwicklung und Weisheit können durch positive wie negative Erlebnisse gefördert werden. Sie erkennen an, daß das Leben ständig Gelegenheiten bietet, Neues zu erlernen.

Jede Art von Traumavorgeschichte erschließt uns eine wichtige Perspektive. Problematische Erlebnisse können Ihre Bereitschaft fördern, sich an andere Menschen zu wenden und sich ihnen gegenüber verletzlich zu zeigen, indem Sie sie um Hilfe bitten oder von ihnen Hilfe annehmen. Viele schwer Traumatisierte haben eine tiefe Empathie entwickelt und möchten anderen helfen oder sich für die Beseitigung sozialer Ungerechtigkeit engagieren. Mit der Zeit wird Ihre Resilienz weniger stark von Ihrer Lebensgeschichte bestimmt sein, so daß es Ihnen möglich wird, Ihre einzigartigen Gaben und Stärken in die Welt zu bringen.

> *Kümmere dich um deine Wurzeln, aber vergiß nie, daß du selbst entscheiden kannst, was du hier und jetzt säen willst.*

REFLEXIONEN

Erforschen Sie Ihre persönliche Beziehung zur Resilienz.

Wie können Sie Ihre sozialen Beziehungen aktiv verbessern? Rufen Sie andere Menschen an und treten so zu ihnen in Kontakt? Nehmen Sie an Gemeinschaftsveranstaltungen teil? Wie könnten Sie Ihre Verbindung zu anderen Menschen stärken?

In welchen Lebensbereichen haben Sie momentan das Gefühl, daß Ihnen Entscheidungsmöglichkeiten fehlen? Würden Sie, um Ihren Körper zu trainieren, lieber einen Spaziergang machen, ins Fitneßstudio gehen oder an einem Yoga-Kurs teilnehmen? Und was tun Sie in Ihrer Freizeit lieber: einen Freund anrufen, ein Buch lesen oder etwas in Ihr Tagebuch schreiben? Welche Entscheidungen unterstützen Sie in Ihrem Leben momentan am besten?

In welcher Hinsicht hat sich die Tatsache, daß Sie ein schweres Trauma erlebt haben, auf Ihre Weiterentwicklung positiv ausgewirkt? Wie haben die traumatischen Ereignisse, die Sie erlebt haben, Sie gestärkt? Wie haben Ihre persönlichen Erlebnisse sich auf Ihr Verständnis Ihrer eigenen Situation und der Welt ausgewirkt?

Mut zur Kreativität

Kreativität in jeder Form, als Malerei, Tanz, Musik oder wie auch immer, bietet eine weitere Möglichkeit, problematische Emotionen zu verarbeiten und dadurch die Resilienz zu fördern. Jede Form von Kunst kann Bereiche jenseits des begrifflichen Denkens erschließen. Malen hilft, Erinnerungen mit Farbe und Form zu versehen, die in Worte zu fassen Ihnen zu schwerfällt. Sich wunderschöne Musik anzuhören kann inspirierend wirken und das Herz öffnen. Poesie nutzt die Sprache, um Empfindungen auszudrücken, die sich den Ausdrucksmöglichkeiten der Alltagssprache entziehen. Der Dichter Joy Harjo schreibt: »Es war der Geist der Poesie, der mich auf der Schwelle zwischen Panik und Liebe fand.«

Kunst kann auch eine Zuflucht sein – indem sie von den starken Emotionen entlastet, deren Aufkommen im allgemeinen mit Bemühungen, ein Trauma zu heilen, verbunden ist. Beispielsweise kann eine kreative Aktivität Sie mit positiven Erlebnissen in Kontakt bringen und Ihre Fixierung auf Ihre Traumavorgeschichte verringern. Die Folge kann sein, daß Sie einen Ansturm von Freude oder ein Identitätsgefühl erleben, der oder das nicht von Ihrer problematischen Vergangenheit bestimmt ist. Kreativer Ausdruck kann Streß verringern, das Selbstwertgefühl stärken und die körperliche Gesundheit positiv beeinflussen.

> *»Man kann sich dafür entscheiden, zurück in Richtung Sicherheit zu gehen oder vorwärts und sich weiterzuentwickeln. Für die Weiterentwicklung muß man sich immer wieder entscheiden; und Furcht muß immer wieder überwunden werden.«*
>
> Abraham Maslow, Psychologe

Letztlich erschließt Kunst uns Möglichkeiten, zu anderen Menschen in Kontakt zu treten. So wie ein Publikum nach einer überzeugenden künstlerischen Leistung lange applaudiert, ist es ein sehr bewegendes Erlebnis, zu anderen mittels Kunst in Kontakt zu treten. Kunst verbindet uns, und zwar Körper, Geist und Seele. Beispielsweise wird bei Chorsängern die Herzfrequenz verlangsamt und so synchronisiert, daß die Herzen aller in einem einheitlichen Rhythmus schlagen. In vielen Kulturen versammeln sich Menschen zu Gemeinschaftsritualen, bei denen getrommelt, gesungen und getanzt wird, um Trauer und Verluste zu verarbeiten. Wenn Traumata mittels Kunst in einem Gruppenzusammenhang verarbeitet werden, kann das die Teilnehmer daran erinnern, daß sie nicht allein sind und daß jeder Mensch Verluste erleidet und Schmerz empfindet. Besonders authentisch und damit auch besonders therapeutisch wirkt, wenn Sie sich selbst gestatten, sich bei künstlerischen Aktivitäten an dem zu orientieren, was Sie persönlich als richtig empfinden, statt sich zu sorgen, was andere denken könnten. Entscheidend ist immer der Prozeß, nicht das Resultat.

»Der kreative Akt entspringt dem Ringen menschlicher Wesen.«
Rollo May,
Psychologe und Autor

REFLEXION

Erforschen Sie aufmerksam Ihre Beziehung zu künstlerischen Aktivitäten. Wie bringen Sie Ihre Kreativität zum Ausdruck? Welche Formen von Kunst inspirieren Sie? Wenn Sie jetzt zu Ihrer Kreativität in Kontakt treten sollten, was würden Sie tun? Brauchen Sie ein paar Ideen? Beispielsweise könnten Sie etwas schreiben oder ein Gedicht lesen. Sie könnten aber auch ein das Herz öffnendes Musikstück anhören. Oder Sie legen Musik auf und tanzen in Ihrer Wohnung. Wann haben Sie sich das letzte Mal selbst erlaubt, kreativ zu sein?

Leiden und Mitgefühl

Eine Frau suchte einst in tiefer Trauer und Verzweiflung den Buddha auf. Sie fragte ihn, warum sie einen so schweren Verlust habe erleiden müssen. Der Buddha forderte sie auf, jedes Haus im Dorf aufzusuchen und überall dort, wo niemand einen Verlust erlitten oder Tränen vergossen habe, um ein Reiskorn zu bitten. Die Frau ging von Haus zu Haus und kehrte nach einer Woche ohne ein einziges Reiskorn zurück. Auf diese Weise wurde ihr klar, daß sie mit ihrem Leid nicht allein war, und sie wurde transformiert. So wurde ihr Leiden, dessentwegen sie sich isoliert und hoffnungslos gefühlt hatte, für sie zu einem Tor, durch das sie zu Mitgefühl und Verbundenheit gelangte.

Ebenso wie diese Frau zu dem Verständnis gelangte, daß sie in ihrer Trauer nicht allein war, so kann auch Ihr Leiden zur Grundlage für Ihre persönliche Transformation werden. Nach Auffassung des Neuropsychologen und Meditationslehrers Rick Hanson ist Mitgefühl aufrichtige Anteilnahme am Leiden aller Wesen einschließlich unserer selbst. Empathie ermöglicht uns, uns vorzustellen oder nachzuempfinden, was ein anderer Mensch erlebt, und sie bildet die Grundlage für die Entwicklung von Mitgefühl. Zwei Wege, die zu diesem Ziel führen, sind Vergeben und Dankbarkeit.

Vergeben

Mitgefühl entsteht durch Vergeben. Unmut lastet nicht nur auf dem Geist, sondern beeinträchtigt auch die körperliche Gesundheit. Chronische Wut läßt uns im Kampf- oder Fluchtverhalten verharren und erhöht die Gefahr der Entstehung von Herzkrankheiten und Diabetes. Am Johns Hopkins Hospital durchgeführte Untersuchungen haben gezeigt, daß das Praktizieren von Vergeben die Gefahr eines Herzinfarkts verringert, den Cholesterolspiegel senkt, den Schlaf verbessert, Schmerz lindert und Symptome der Angst und Depression, über die Patienten berichten, mindert. Vergeben ist ein Akt des Loslassens negativer Gefühle, unabhängig davon, ob die andere Person diese Gefühle verdient hat oder nicht.

›› Vergeben ist ein Akt des Loslassens negativer Gefühle, unabhängig davon, ob die andere Person diese Gefühle verdient hat oder nicht.

Vergeben kann nicht aufgezwungen oder erzwungen werden, sondern ist Resultat einer Entscheidung. Um vergeben zu können, müssen wir intensiv über schädliche Handlungen reflektieren, unsere eigenen ebenso wie die anderer Menschen. Vergeben Sie zunächst sich selbst, weil Sie Leid verursacht haben. Beim Reflektieren über die schädigenden Handlungen anderer Menschen wird Ihnen möglicherweise klar werden, daß Menschen andere verletzen, weil sie selbst früher einmal verletzt wurden oder weil sie unter Schmerzen leiden. Außerdem werden Sie erkennen, daß die schädigenden Handlungen eines anderen Menschen nichts über Ihren eigenen Wert aussagen. Letztlich werden Sie zu der Erkenntnis gelangen, daß niemand vollkommen ist.

ÜBUNG

Schreiben Sie einen Brief über eine Situation, mit der Sie ringen. Dieser Brief kann an Sie selbst oder an einen anderen Menschen gerichtet sein. Nehmen Sie sich ein wenig Zeit, um über die Situation und den mit ihr verbundenen Schmerz zu reflektieren. Welche Gedanken kommen Ihnen dabei in den Sinn? Welche Emotionen werden Ihnen bewußt? Fragen Sie sich, ob Sie bereit sind zu vergeben. Wenn Ihre Antwort ja lautet, können Sie Ihre Bereitschaft zu vergeben und die Gründe dafür zum Ausdruck bringen. Falls Ihnen diese Übung Schwierigkeiten bereitet, welche Art von Unterstützung brauchen Sie dann, damit Ihr Schmerz geheilt werden kann? Falls Sie den Brief an einen anderen Menschen geschrieben haben, können Sie ihn entweder tatsächlich abschicken oder ihn in eine Schublade legen. In jedem Fall geht es bei der Übung um Sie und den therapeutischen Nutzen für Sie.

Dankbarkeit

Schwierige Erlebnisse und schmerzhafte Emotionen können wir im Leben nicht völlig vermeiden. Wir können uns aber eine Zeitlang von ihrer Wirkung befreien, indem wir auf Dankbarkeit fokussieren. Sich gleichzeitig dankbar und gestreßt zu fühlen ist schwierig. Kampf und Flucht stören den ruhigen, der Reflexion gewidmeten Raum, den wir brauchen, um uns dankbar fühlen zu können. Doch den Geist auf Dankbarkeit zu fokussieren kann uns helfen, uns aus unserer Streßreaktion zu befreien und positive Emotionen wie Freude, Optimismus und Glück zu erleben. Untersuchungen haben gezeigt, daß der regelmäßige Ausdruck von Dankbarkeit das Immunsystem stärkt und den Blutdruck senkt. Ziel jeder Dankbarkeitsübung ist, erhebende Emotionen zu erzeugen, sie aber nicht zu erzwingen, wenn sie nicht authentisch sind.

Aufgrund von Untersuchungen, die am Greater Good Science Center der University of California, Berkeley, durchgeführt wurden, empfiehlt diese Institution, jeden Tag eine »Drei gute Dinge«-Übung auszuführen, wobei man Tagebuch über positive Aspekte des eigenen Lebens führt. Man beschreibt jeden Abend drei Dinge, die im Laufe des Tages geschehen sind und die gut waren, wobei man Einzelheiten darüber vermerkt, welche Empfindungen jedes dieser Ereignisse hervorgerufen hat. Eine zweite Übung, die empfohlen wird, besteht in einem »Spaziergang des Genießens«. Dabei geht man im Freien spazieren und achtet darauf, was man sieht, welche Geräusche man hört und welche Gerüche man wahrnimmt. Nehmen Sie sich bei jedem positiven Erlebnis die Zeit, die damit verbundenen Empfindungen und Emotionen wirklich zu spüren und zu absorbieren.

ÜBUNG

Erproben Sie die folgende dreiteilige Dankbarkeitsübung:

Suchen Sie sich einen ruhigen Ort, an dem Sie sitzen und nachdenken können. Wenn Sie wollen, können Sie die Hände auf das Herz legen und tief atmen. Lassen Sie den Geist zur Ruhe kommen, und genießen Sie zu spüren, wie Sie sich beruhigen. Vergegenwärtigen Sie sich die Intention, die nächsten Minuten damit zu verbringen, Dankbarkeit für die Menschen, Erlebnisse und Dinge in Ihrem Leben zu empfinden.

- **Teil I** der Übung wendet sich an Sie selbst. Atmen Sie zunächst ein paarmal tief, um sich selbst Wertschätzung zu zollen. Danken Sie sich dafür, daß Sie Zeit und Raum für diese Übung reserviert haben. Erweitern Sie dieses positive Gefühl, indem Sie einen bestimmten Aspekt von sich würdigen, beispielsweise Ihre Beine, weil diese Sie in der Welt tragen; Ihr Lächeln oder einen Akt des Mitgefühls einem anderen Menschen gegenüber.

- **Teil II** ist für einen anderen Menschen in Ihrem Leben. Wenden Sie Ihren Geist einem oder mehreren Menschen zu, die Ihnen gegenüber gütig waren, und atmen Sie tief in Ihr Herz. Vielleicht denken Sie an einen Verwandten, der sich um Sie gekümmert hat, an einen Nachbarn, der jederzeit bereit ist, Ihnen zu helfen, oder an einen Fremden, der sich Ihnen gegenüber völlig unerwartet gütig verhalten hat. Atmen Sie tief, während Sie einem Menschen danken, der in Ihrem Leben eine sehr wichtige Rolle spielt.
- **Teil III** wendet sich an Ihre Umgebung. Wenden Sie Ihren Geist etwas in Ihrer Umgebung zu, das Sie besonders schätzen. Vielleicht fühlen Sie sich dankbar wegen des Hauses, in dem Sie leben. Vielleicht richten Sie die Aufmerksamkeit auf einen Aspekt der Natur, für den Sie dankbar sind, beispielsweise für die Schönheit eines Sonnenuntergangs, für Bäume, die Schatten spenden, oder für die Erde, die uns alle trägt.

Nehmen Sie sich soviel Zeit, wie Sie wollen, und wiederholen Sie die drei Schritte so oft, wie es Ihnen angenehm ist. Nehmen Sie sich zum Schluß ein wenig Zeit, um sich zu vergegenwärtigen, wie Sie sich fühlen, bevor Sie in die Welt zurückkehren. Möglicherweise bemerken Sie ein Gefühl der Wärme oder eine besonders positive Atmosphäre. Doch wenn Sie sich *nicht* dankbar fühlen, sollten Sie dies nicht als Mißerfolg beim Ausführen der Übung verstehen. Geben Sie dem, was Sie fühlen, Raum, was immer es sein mag. Das Allerwichtigste bei dieser Übung ist, bei Ihrem authentischen Erleben zu bleiben.

Entwickeln einer persönlichen Übungspraxis

Untersuchungen haben gezeigt, daß, will man neue positive Gewohnheiten festigen, wiederholtes Üben unerläßlich ist. Das Entwickeln neuer Gewohnheiten erfordert mindestens einige Monate, wenn nicht sogar ein Jahr regelmäßiger Beschäftigung mit dem angestrebten Ziel. Ich empfehle Ihnen, in den kommenden Monaten die Achtsamkeitsübungen weiter auszuführen und auch die übrigen in diesem Buch beschriebenen Ressourcen weiter zu nutzen. Außerdem kann es sinnvoll sein, eine persönliche Übungsroutine für die Selbstfürsorge zu entwickeln. So könnten Sie beispielsweise jeden Tag eine bestimmte Zeit für das Tagebuchschreiben, für die Yoga-Übung oder für die Ausführung anderer Übungen reservieren. Auch sollten Sie sich darüber Klarheit verschaffen, ob Sie lieber allein zu Hause üben oder an einem Kurs in einer Gruppe teilnehmen wollen. Falls es Ihnen schwerfällt, Zeit für die Selbstfürsorge zu reservieren, können Sie mit fünf bis zehn Minuten pro Tag beginnen, denn auch schon eine so kurze Zeitspanne kann von Nutzen sein. Sobald Sie eine Struktur entwickelt haben, die Ihnen zusagt, wird sich der Wunsch, die Zeitspanne zu verlängern, von selbst einstellen.

REFLEXION

Denken Sie darüber nach, welche Art von persönlichen Selbstfürsorge-Übungen Sie gern ausführen würden. Welche Tageszeit eignet sich in Ihrem Alltag am besten für solche Übungen? Möchten Sie lieber allein oder mit anderen Menschen zusammen üben? Welche Art von Unterstützung brauchen Sie für eine solche Übungsroutine?

Ressourcen – ein Rückblick

Menschen, die sich depressiv oder ängstlich fühlen, fällt es manchmal schwer, sich an positive Aktivitäten zu erinnern, mit deren Hilfe sie sich beruhigen können. Andererseits benötigen wir gerade an solchen Tiefpunkten im Leben unsere Ressourcen am dringendsten. Die folgende Liste umfaßt alle Ressourcen, mit denen Sie sich in diesem Arbeitsbuch beschäftigt haben. Sie können die Liste ergänzen und auf Ihre persönliche Situation abstimmen, indem Sie weitere positive Gedanken, Bilder oder Aktivitäten hinzufügen. Beispielsweise könnten Sie gern wandern, gern Zeit am Meer verbringen, sich gern Filme anschauen oder gern baden. Kopieren Sie die Liste, damit sie Ihnen überall zur Verfügung steht, wo Sie sie brauchen. Sie können Kopien davon ständig bei sich tragen oder am Kühlschrank anbringen.

Meine Ressourcen

- Negative Selbstaussagen durch positive Überzeugungen ersetzen
- Denkirrtümer hinterfragen (»Weiß ich wirklich sicher, daß das Schlimmste passieren wird?«)
- Visualisieren eines sicheren oder friedlichen Ortes
- Body-Scan; Empfindungen neugierig wahrnehmen, sich selbst akzeptieren
- Bewußt vier Zählzeiten ein- und vier Zählzeiten ausatmen
- Halblächeln üben, um ein Gefühl der Gelassenheit zu entwickeln
- Eine überholte Gewohnheit durch ein positives Verhalten ersetzen
- In Ihrem Heim einen heilenden Ort suchen, erkennen und aufsuchen
- Emotionales Hijacking erkennen und sich dann durch fünf langsame und tiefe Atemzüge beruhigen
- Sich erden, indem man die Füße auf dem Boden spürt und das Körpergewicht in die Schwerkraft hinein losläßt
- Benennen von fünf Dingen, die man sieht, vier Dingen, die man hört, drei Dingen, die man berühren kann, zwei Dingen, die man riecht, und schließlich einmal tief und langsam atmen
- Üben der Stimulation des Vagusnervs (z. B. durch Summen, das Valsalva-Manöver oder den Tauchreflex)
- Belastende Gefühle in einem imaginierten Behälter unterbringen
- Vorstellen nährender oder schützender Verbündeter
- Übermitteln positiver Botschaften über die eigenen Emotionen (z. B.: »Ich kann meinen Gefühlen gestatten, wie Wellen im Meer zu kommen und zu gehen.«)
- Ersetzen von »Ich bin traurig« durch »Ich fühle mich traurig«

- Vermeiden, zu sich selbst »sollte« zu sagen
- Der Scham oder dem inneren Kritiker antworten, als würde man sich gegen einen Rüpel zur Wehr setzen
- Auf der Wahrung adäquater Grenzen bestehen, indem man nein sagt oder um das, was man braucht, bittet
- Bemühen um gute Kommunikation im Interesse von Konfliktlösungen (z. B. durch genaues Beschreiben der eigenen Gefühle; durch Bitten um das, was man will; durch Anhören dessen, was andere brauchen; durch einfühlsames Verhalten usw.)
- Zulassen, daß man als verletzlich erscheint
- Bemühen um die Aufrechterhaltung von Kontakten, durch Anrufen von Freunden oder Treffen mit ihnen
- Mit dem Gewahrsein zwischen belastenden und beruhigenden Empfindungen pendeln
- Der eigenen Trauer Raum geben
- Tagebuchberichte über schwierige Ereignisse schreiben
- Schreiben eines Briefes an uns selbst oder einen anderen Menschen mit der Bitte um Vergebung
- Tagebuchschreiben über Dankbarkeit (»Drei gute Dinge«-Übung)
- Genußspaziergang
- Fokussieren auf positive Körperempfindungen und Stärkerwerdenlassen derselben
- Kreative Aktivität (in Form von Malen, Musizieren, Tanzen oder Schreiben eines Gedichts)
- Achtsamkeitsübung in Form von Meditation, Yoga, Qigong oder T'ai-chi

Abschließende Reflexionen

Stellen Sie sich Weisheit, Mitgefühl, Hoffnung und Freude als Blumen in einem gepflegten Garten vor. Kümmern Sie sich um Ihre Wurzeln, aber vergessen Sie nicht, daß Sie selbst entscheiden können, welche Samen Sie aussäen wollen. Um Ihr kostbares Stück Erde zu pflegen, müssen Sie manchmal auch Unkraut jäten. Trennen Sie sich von den Rückständen von Unwürdigkeit, Hilflosigkeit und Scham. Befördern Sie sie auf den Kompost, wo Ihre Trauer sie in der Dunkelheit in nährstoffreichen Boden zu verwandeln vermag. Pflanzen Sie liebevolle Gedanken, und säen Sie Positivität. Lassen Sie die Samen der Güte heranwachsen, und nähren Sie sie mit Selbstfürsorge. Indem Sie sich selbst nähren, fördern Sie den Frieden. So verhelfen Sie sich selbst zu wundervollem Wachsen. Zu erblühen bedeutet, das Herz der Welt zu öffnen, vollständig und unmißverständlich. Sind Sie bereit, sich dieser Welt zu öffnen, wohl wissend, daß Sie Schmerz und Kummer erleben werden? Vielleicht nicht heute, und das ist okay. Es handelt sich um eine Reise. Kümmern Sie sich weiter um Ihr wundervolles Selbst. Fahren Sie fort, sich selbst gütig zu behandeln. Nehmen Sie dieses Buch erneut zur Hand, wenn Sie das Gefühl haben, Sie müßten zur Grundlage Ihres Selbstverständnisses und der Heilung zurückkehren. Wie in vielen anderen Bereichen in dieser Welt passieren gute Dinge, wenn wir es am wenigsten erwarten, und jeder Schritt in Richtung Ganzheit vergrößert die Chancen zu Ihren wohlverdienten Gunsten.

» *Die wundervollsten Menschen, die wir kennengelernt haben, sind diejenigen, die Niederlagen, Leiden, Kämpfe und Verluste kennen und die den Weg aus diesen Tiefen heraus gefunden haben. Diesen Menschen ist eine Wertschätzung und ein Verständnis des Lebens sowie eine Sensibilität ihm gegenüber eigen und erfüllt sie mit Mitgefühl, Güte und einer tiefen liebevollen Sorge. Wunderbare Menschen sind kein bloßer Zufall.*«

ELISABETH KÜBLER-ROSS,
Psychiaterin und Autorin

Glossar

Agoraphobie Extrem starke Angst vor sehr belebten öffentlichen Orten

Akzeptieren Die Realität so annehmen, wie sie ist, statt gegen sie Widerstand zu leisten oder sie verändern zu müssen.

Autonomes Nervensystem Der Teil des Nervensystems, der für die Aspekte des Körpers zuständig ist, die wir nicht bewußt beeinflussen können, beispielsweise die Herzfrequenz, die Atmung und die Verdauungsfunktion.

Beziehungstrauma (relationales Trauma) Schädigung einer Person durch eine andere, wobei das Gefühl, in einer Beziehung sicher zu sein, beeinträchtigt wird.

Bindung Die emotionale Verbindung zwischen zwei Menschen, zunächst zwischen einer primären Bezugsperson und einem Säugling, wodurch eine Grundlage für die Entwicklung gesunder Beziehungen später im Leben geschaffen wird.

Containment Ressource für die Genesung in Form der Nutzung eines imaginären Behälters, mit dessen Hilfe unerwünschte oder schmerzhafte Gedanken, Gefühle oder Erinnerungen neutralisiert werden.

Depersonalisierung Unterbrechen der Verbindung zu den eigenen Gefühlen oder Gedanken, als hätte man nichts mit ihnen zu tun.

Derealisation Das Leben als surreal empfinden oder als lebte man in einem Traum.

Desensibilisierung Über ein traumatisches Ereignis mit allen sensorischen Details, Gedanken und Gefühlen reflektieren und so die mit dem Trauma verbundenen emotionalen und somatischen Belastungen reduzieren.

Dialektik Synthese von Gegensätzen und ein zentraler Aspekt bestimmter Übungen des Zen-Buddhismus.

Dissoziation Biologischer Schutzmechanismus, der uns von bedrohlichen Erlebnissen abschirmt, indem er den Teil von uns, der Alltagsaktivitäten erledigt, von dem Teil, der Emotionen wie Angst, Scham oder Wut bewahrt, getrennt hält.

Duales Gewahrsein Wahrnehmen der aktuellen Umgebung und gleichzeitige Vergegenwärtigung von Erinnerungen an eine frühere Situation.

Dysregulation, emotionale Probleme beim Umgang mit Emotionen mit der Folge starker oder unvorhersehbarer Reaktionen auf Situationen und Menschen.

Ego States (Ichzustände) Unterschiedliche Anteile der Person, die entstehen, um unerwünschte oder inakzeptable Gefühle und Erinnerungen separat zu bewahren. Im Falle einer C-PTBS handelt es sich oft um Anteile, die frühere Entwicklungsphasen spiegeln, in denen es zu traumatischen Erlebnissen gekommen ist.

Emotionsregulation Effektive Reaktionen auf starke Gefühle und Antriebe. Die Regulation ist mit einer Verstärkung des Gewahrseins der eigenen Gedanken, Körperempfindungen und Emotionen verbunden, was den inneren Zwang zu automatischen Reaktionen (Reaktivität) verringert und dazu befähigt, sich für förderliche Verhaltensweisen zu entscheiden.

Erdung Genesungsfördernde Ressource, die im bewußten Spüren des Körpers und der Wahrnehmung der Füße auf dem Boden besteht, wobei es darum geht, das Nervensystem zu beruhigen.

Gleichmut Fähigkeit, inmitten einer intensiven Situation standhaft auszuharren, angesichts unangenehmer Erlebnisse Geduld zu zeigen, das große Bild im Blick zu behalten und dadurch das innere Gleichgewicht zu erhalten.

Hijacking, emotionales Starke Emotionen wie Angst oder Wut lösen eine Kampf-oder-Flucht-Reaktion aus, welche die oberen Gehirnzentren außer Funktion setzt und Denken und Verhalten beeinträchtigt.

Hyperarousal-Symptome (starke Erregung) Angst, übertriebene Wachsamkeit, erhöhte Reizbarkeit, Aggression, Impulsivität und eine übermäßig starke Schreckreaktion.

Hypoarousal-Symptome (schwache Erregung) Depression, Erschöpfung, Lethargie und Gefühle der Verzweiflung, Scham oder des Zusammenbrechens.

Hypervigilanz Allen Vorgängen in der Umgebung gegenüber auf der Hut sein, um die eigene Sicherheit zu wahren.

Intelligenz, emotionale Fähigkeit, Emotionen zu identifizieren und sinnvoll auf sie zu reagieren – die eigenen ebenso wie die des sozialen Umfelds.

Introjekt Integrieren (Internalisieren) bestimmter Eigenheiten, Einstellungen oder Ideen anderer Menschen in die eigene Psyche. Oft beziehen Menschen Gefühle, die sie eigentlich anderen gegenüber haben, auf sich selbst.

Kohärenz Eine zusammenhängende Darstellung des eigenen Lebens, die Erlebtes zu verstehen hilft.

Pendeln (Pendulation) Abwechselndes Fokussieren der Aufmerksamkeit auf Gefühle der Sicherheit und der Belastung, wie sie im Körper empfunden werden.

Relationales Trauma siehe Beziehungstrauma

Selbstwirksamkeit Die Überzeugung, daß man bei entsprechender Bemühung ein gewünschtes Resultat erreichen und das Geschehen im eigenen Leben beeinflussen kann.

Sequencing Ein Begriff der somatischen Psychologie, der sich auf die Bewegung von Anspannung vom Zentrum des Körpers hin zur Peripherie (Armen und Beinen) bezieht.

Sich-selbst-Akzeptieren, radikales Die Wirklichkeit so annehmen, wie sie ist, statt gegen sie anzukämpfen oder über ihre Ungerechtigkeit zu klagen. Der Begriff wird auch benutzt, um bedingungslose Selbstliebe unter Einschluß aller Mängel und Schwächen zu bezeichnen.

somatisch Den Körper betreffend, insbesondere im Unterschied zum Geist.

Spektrum Gruppe von Erlebnissen, die verwandt sind, sich aber leicht voneinander unterscheiden und häufig zwischen zwei Polaritäten oder Extremen anzusiedeln sind.

Toleranzfenster Zone optimaler Erregung des Nervensystems, in der Menschen effektiv auf ihre Emotionen reagieren können.

Vagusnerv Ein Kranialnerv, der für die Regulierung des Autonomen Nervensystems eine zentrale Rolle spielt, weil er das Gehirn mit dem Verdauungssystem sowie mit dem Herzen, der Lunge, der Kehle und den Gesichtsmuskeln verbindet.

Vermeiden Erlernte Muster des Neutralisierens oder Eliminierens unangenehmer Empfindungen, Erinnerungen oder Emotionen; wird oft durch Abwehrmechanismen wie Leugnen, Unterdrückung, Dissoziation oder Suchtverhalten aufrechterhalten.

Weiser Geist Begriff der Kognitiv-behavioralen Therapie, der sich auf eine optimale Balance zwischen Denken (der Vernunft) und Fühlen (dem »emotionalen Geist«) bezieht, eine Integration von Logik und Intuition.

Ressourcen

Brach, T. (2004). *Radical acceptance.* New York: Bantam; dt. (2005). *Mit dem Herzen eines Buddha: Heilende Wege zu Selbstakzeptanz und Lebensfreude.* München: Knaur.

Brown, B. (2010). *The gifts of imperfection.* Center City: Hazelden Publishing; dt. (2012). *Die Gaben der Unvollkommenheit.* Bielefeld: Kamphausen.

Brown, B. (2015). *Daring greatly.* New York: Avery; dt. (2013). *Verletzlichkeit macht stark: Wie wir unsere Schutzmechanismen aufgeben und innerlich reich werden.* München: Kailash.

Covey, St. (2004). *The 7 habits of highly effective people.* New York: Free Press; dt. (1992). *Die sieben Wege zur Effektivität.* Frankfurt/M.: Campus.

Emerson, D., & Hopper, E. (2012). *Overcoming trauma through yoga.* Berkeley: North Atlantic; dt. (2012). *Trauma-Yoga: Heilung durch sorgsame Körperarbeit.* Lichtenau: G. P. Probst Verlag.

Goleman, D. (2006). *Emotional intelligence.* New York: Random House; dt. (1996). *Emotionale Intelligenz.* München: Hanser.

Hanson, R., & Mendius, R. (2009). *Buddha's brain.* Oakland: New Harbinger; dt. (2010). *Das Gehirn eines Buddha: Die angewandte Neurowissenschaft von Glück, Liebe und Weisheit.* Freiburg: Arbor.

Herman, J. (1992). *Trauma and recovery.* New York: Basic Books; dt. (2003). *Die Narben der Gewalt.* Paderborn: Junfermann.

Kabat-Zinn, J. (2009). *Full catastrophe living.* New York: Bantam Books; dt. (1991). *Gesund und stressfrei durch Meditation.* München: Barth.

Kushner, H. (2004). *When bad things happen to good people.* Norwell: Anchor Press; dt. (1983). *Wenn guten Menschen Böses widerfährt.* München: Tomus-Verlag.

Levine, P. (2008). *Healing trauma.* Boulder: Sounds True; dt. (2007). *Vom Trauma befreien.* München: Kösel.

Maiberger, B. (2009). *EMDR essentials: A guide for clients and therapists.* N. Y.: Norton.

Mate, G. (2011). *When the body says No: Understanding the stress-disease connection.* New York: Random House.

McGonigal, J. (2015). *SuperBetter: A revolutionary approach to getting stronger, happier, braver, and more resilient.* New York: Penguin Press.

Miller, A. (1979). *Das Drama des begabten Kindes.* Frankfurt/M.: Suhrkamp.

Pennebaker, J. W., & Evans, J. F. (2014). *Expressive writing: Words that heal.* Enumclaw: Idyll Arbor.

Perry, B., & Szalavitz, M. (2006). *The boy who was raised as a dog.* New York: Basic Books; dt. (2008): *Der Junge, der wie ein Hund gehalten wurde.* München: Kösel.

Shapiro, F. (2012). *Getting past your past.* Emmaus: Rodale; dt. (2013). *Frei werden von der Vergangenheit: Trauma-Selbsthilfe nach der EMDR-Methode.* München: Kösel.

Siegel, D. (2010). *Mindsight: The new science of personal transformation.* New York: Bantam; dt. (2010). *Die Alchemie der Gefühle.* München: Kailash.

van der Kolk, B. (2014). *The body keeps the score.* New York: Viking; dt. (2015). *Verkörperter Schrecken: Traumaspuren in Gehirn, Geist und Körper und wie man sie heilen kann.* Lichtenau: G. P. Probst Verlag.

Verwendete Literatur

Allen, J. G. »Challenges in treating post-traumatic stress disorder and attachment trauma.« *Current Women's Health Reports* 3, No. 3 (Juni 2003): 213–220.

Brach, T. (2004). *Radical acceptance.* New York: Bantam; dt. (2005). *Mit dem Herzen eines Buddha.* München: Knaur.

Burke, N. J. et al. »The impact of adverse childhood experiences on an urban pediatric population.« *Child Abuse and Neglect* 35, No. 6 (2001): 408–413.

Courtois, C., & Ford, J. (2013). *Treating complex traumatic stress disorders (adults): Scientific foundations and therapeutic models.* New York: Guilford.

Cromer, L. D., & Smyth, J. M. »Making meaning of trauma: Trauma exposure doesn't tell the whole story.« *Journal of Contemporary Psychotherapy* 40, No. 2 (2010): 65–72.

Damasio, A. R. (2000). *The feeling of what happens.* New York: Harcourt; dt. (2000). *Ich fühle, also bin ich: Die Entschlüsselung des Bewußtseins.* München: List.

Emerson, D., & Hopper, E. (2012). *Overcoming trauma through yoga.* Berkeley: North Atlantic; dt. (2012). *Trauma-Yoga: Heilung durch sorgsame Körperarbeit.* Lichtenau: G. P. Probst Verlag.

Felitti, V. J. et al. »Relationship of childhood abuse and household dysfunction to many of the leading causes of death in adults.« *American Journal of Preventive Medicine* 14 (1998): 245–258.

Fonagy, P., Gergely, G., Jurist, E., & Target, M. (2002). *Affect regulation, mentalization, and the development of the self.* New York: Other Press; dt. (2004). *Affektregulierung, Mentalisierung und die Entwicklung des Selbst.* Stuttgart: Klett-Cotta.

Frankl, V. (1972). *Der Mensch auf der Suche nach Sinn.* Freiburg: Herder.

Gendlin, E. (1982). *Focusing.* N. Y.: Bantam; dt. (1981). *Focusing.* Salzburg: Otto Müller.

Groves, D. A., & Brown, V. J. »Vagal nerve stimulation: A review of its applications and potential mechanisms that mediate its clinical effects.« *Neuroscience Behavioral Review* 29, No. 3 (2005): 493–500.

Halifax, J. (1993). *The fruitful darkness: Reconnecting with the body of the earth.* New York: HarperCollins.

Hanson, R., & Mendius, R. (2009). *Buddha's brain.* Oakland: New Harbinger; dt. (2010). *Das Gehirn eines Buddha.* Freiburg: Arbor.

Harjo, J. (2013). *Crazy brave: A memoir.* New York: Norton.

Heller, Rachael F., & Heller, Richard F. (2006). *Healthy selfishness: Getting the life your deserve without the guilt.* New York: Meredith Books.

Herman, J. (1992). *Trauma and recovery.* New York: Basic Books; dt. (2003). *Die Narben der Gewalt.* Paderborn: Junfermann.

Kabat-Zinn, J. (2009). *Full catastrophe living.* New York: Bantam; dt. (1991). *Gesund und stressfrei durch Meditation.* München: Barth.

Kessler, R. C. et al. »Posttraumatic stress disorder in the national comorbidity survey.« *Archives of General Psychiatry* 52, No. 12 (1995): 1048–1060.

Knipe, J. (2014). *EMDR toolbox: Theory and treatment of complex PTSD and dissociation.* New York: Springer.

Korn, D. L. »EMDR and the treatment of complex PTSD: A review.« *Journal of EMDR Practice and Research* 3, No. 4 (2009): 264–278.

Kushner, H. (2004). *When bad things happen to good people.* Norwell: Anchor Press; dt. (1983). *Wenn guten Menschen Böses widerfährt.* München: Tomus-Verlag.

Lally, P. et al. »How are habits formed: Modelling habit formation in the real world.« *European Journal of Social Psychology* 40, No. 6 (2010): 998–1009.

LeDoux, J. (1998). *Emotional brain.* New York: Simon & Schuster; dt. (1998). *Das Netz der Gefühle: Wie Emotionen entstehen.* München: Hanser.

Levine, P. (1998). *Waking the tiger.* Berkeley: North Atlantic; dt. (1998). *Trauma-Heilung: Das Erwachen des Tigers.* Essen: Synthesis.

Levine, P. (2008). *Healing trauma.* Boulder: Sounds True; dt. (2007). *Vom Trauma befreien.* München: Kösel.

Levine, P. (2010). *In an unspoken voice.* Berkeley: North Atlantic; dt. (2011). *Sprache ohne Worte: Wie unser Körper Trauma verarbeitet und uns in die innere Balance zurückführt.* München: Kösel.

Linehan, M. M. (1993). *Skills training manual for treating borderline personality disorder.* New York: Guilford; dt. (1996). *Trainingsmanual zur dialektisch-behavioralen Therapie der Borderline-Persönlichkeitsstörung.* München: CIP-Medien.

Luthar, S. S. (2003). *Resilience and vulnerability.* Cambridge, UK: Cambridge Press.

Maddi, S. R. (2012). *Hardiness: Turning stressful circumstances into resilient growth.* New York: Springer.

Maiberger, B. (2009). *EMDR essentials: A guide for clients and therapists.* N. Y.: Norton.

Mate, G. (2011). *When the body says No.* New York: Random House.

McGonigal, J. (2015). *SuperBetter.* New York: Penguin Press.

Miller, A. (1979). *Das Drama des begabten Kindes.* Frankfurt/M.: Suhrkamp.

Mugerwa, S., & Holden, J. D. »Writing therapy: A new tool for general practice?« *British Journal of General Practice* 62, No. 605 (2012): 661–663.

Nugent, N. R., Amstadter, A. B., & Koenen, K. C. »Genetics of post-traumatic stress disorder: Informing clinical conceptualizations and promoting future research.« *American Journal of Medical Genetics* 148 C, No. 2 (2008): 127–132.

Ogden, P., Minton, K., & Pain, C. (2006). *Trauma and the body.* New York: Norton; dt. (2010). *Trauma und Körper: Ein sensumotorisch orientierter psychotherapeutischer Ansatz.* Paderborn: Junfermann.

Oliver, M. (2009). *Red bird: Poems.* Boston: Beacon Press.

Pennebaker, J. W. »Writing about emotional experiences as a therapeutic process.« *Psychological Science* 18, No. 3 (1997): 162–166.

Perry, B., & Szalavitz, M. (2006). *The boy who was raised as a dog.* New York: Basic Books; dt. (2008): *Der Junge, der wie ein Hund gehalten wurde.* München: Kösel.

Pert, C. (1997). *Molecules of emotion.* New York: Scribner; dt. (1999). *Moleküle der Gefühle: Körper, Geist und Emotionen.* Reinbek: Rowohlt.

Rogers, C. (1995). *A way of being.* New York: Mariner; dt. (1981). *Der neue Mensch.* Stuttgart: Klett-Cotta.

Rothschild, B. (2000). *The body remembers.* New York: Norton; dt. (2002). *Der Körper erinnert sich: Die Psychophysiologie des Traumas und der Traumabehandlung.* Essen: Synthesis.

Scaer, R. (2005). *The trauma spectrum.* New York: Norton; dt. (2014). *Das Trauma-Spektrum: Verborgene Wunden und die Kraft der Resilienz.* Lichtenau: G. P. Probst Verlag.

Seligman, M. E. (1992). *Helplessness: On depression, development, and death.* San Francisco: W. H. Freeman; dt. (1979). *Erlernte Hilflosigkeit.* München: Urban und Schwarzenberg.

Shapiro, F. (2001). *Eye movement desensitization and reprocessing.* N. Y.: Guilford; dt. (2013). EMDR – Grundlagen und Praxis. 2., überarb. Aufl. Paderborn: Junfermann.

Shapiro, F. (2012). *Getting past your past.* Emmaus: Rodale; dt. (2013). *Frei werden von der Vergangenheit.* München: Kösel.

Siegel, D. J. (1999). *The developing mind.* New York: Guilford; dt. (2006). *Wie wir werden die wir sind.* Paderborn: Junfermann.

Siegel, D. (2010). *Mindsight.* New York: Bantam; dt. (2010). *Die Alchemie der Gefühle.* München: Kailash.

Stellar, J. E. et al. »Positive affect and markers of inflammation: Discrete positive emotions predict lower levels of inflammatory cytokines.« *Emotion,* 15, No. 2 (2015): 129–133.

Stuckey, H. L., & Nobel, J. »The connection between art, healing, and public health: A review of current literature.« *American Journal of Public Health,* 100, No. 2 (2010): 254–263.

Substance Abuse and Mental Health Services Administration (2014). *Trauma-informed care in behavioral health services.* Treatment Improvement Protocol (TIP) Series 57. HHS Publication No. (SMA) 13–4801. Rockville: Substance Abuse and Mental Health Services, Administration.

Toussaint, L. L., Worthington, E. L., & Williams, D. R. (Hrsg.) (2015). *Forgiveness and health: Scientific evidence and theories relating forgiveness to better health.* New York: Springer.

Updegraff, J. A., Silver, R., & Holman, E. A. »Searching for and finding meaning in collective trauma: Results from a national longitudinal study of the 9/11 terrorist attacks.« *Journal of Personality and Social Psychology* 95, No. 3 (2008): 709–722.

van der Hart, O., Nijenhuis, E. R. S., & Steele, K. (2006). *The haunted self.* New York: Norton; dt. (2008). *Das verfolgte Selbst: Strukturelle Dissoziation und die Behandlung chronischer Traumatisierung.* Paderborn: Junfermann.

van der Kolk, B. A. et al. »Yoga as an adjunctive treatment for posttraumatic stress disorder.« *Journal of Clinical Psychiatry* 75, No. 6 (2014): e559–e565.

van der Kolk, B. (2014). *The body keeps the score.* New York: Viking; dt. (2015). *Verkörperter Schrecken: Traumaspuren in Gehirn, Geist und Körper und wie man sie heilen kann.* Lichtenau: G. P. Probst Verlag.

Williamson, M. (1996). *Return to love.* New York: Harper One; dt. (1993). *Rückkehr zur Liebe.* München: Goldmann.

Yehuda, R. »Neuroendocrine alterations in post-traumatic stress disorder.« *Primary Psychiatry* 9 (2002): 30–34.

Personen- und Stichwortverzeichnis

* Auf den mit fetter Schrift hervorgehobenen Seitenzahlen (Glossar) finden Sie eine kurze Definition des jeweiligen Begriffes.

Danksagung

Dieses Buch hätte ich ohne die liebevolle Unterstützung und Ermutigung vieler für mich wichtiger Menschen niemals fertigstellen können. Zunächst bin ich meinem Mann und meinen beiden Kindern dankbar für ihre harte Arbeit und für die Geduld, die sie aufgebracht haben, während ich den Text schrieb und ihn später überarbeitete, bis das Buch in seiner jetzigen Form entstanden war. Ich danke Euch dafür, daß Ihr zugelassen habt, daß ich unseren Eßzimmertisch zeitweise mit meinem Computer sowie mit Bücher- und Papierstapeln vollgestellt und okkupiert habe. Meinem Mann Bruce danke ich außerdem für sein genaues Zuhören und für seine Unterstützung beim Überarbeiten des Textes. Auch ohne die ständige Unterstützung meiner Eltern, Carolyn und Victor, hätte ich dieses Buch nicht schreiben können. Ich danke Euch dafür, daß Ihr an mich geglaubt und mir dadurch geholfen habt, an mich selbst zu glauben. Auch allen meinen Mentoren, die mir mit Weisheit und Mitgefühl zur Seite standen, schulde ich Dank. Insbesondere Betty Cannon und Jim Knipe möchte ich für ihre Supervision und Anleitung danken sowie dafür, daß sie mich so klar gesehen haben, wie ich tatsächlich bin. Außerdem danke ich meinen Freunden und Kollegen für ihre ständige Inspiration und Begleitung beim Betreten von Neuland im persönlichen wie im beruflichen Bereich. Und schließlich möchte ich meinen Klienten meine tiefe Wertschätzung versichern. Ich danke Ihnen allen dafür, daß Sie mir Ihre Verletzlichkeit gezeigt haben. Durch Ihren Mut, sich Ihren Ängsten zu stellen und sich mit Ihren dunkelsten Bereichen zu konfrontieren, haben Sie mich sehr bestärkt. Ich danke Ihnen auch für Ihre Entschlossenheit, echt zu bleiben, und dafür, daß Sie mir ermöglicht haben, mich Ihnen gegenüber authentisch zu zeigen. Sie sind meine Lehrer, und für Sie habe ich dieses Buch geschrieben.

Über die Autorin

Arielle Schwartz, Ph.D., ist lizensierte klinische Psychologin, EMDR-Consultant, zertifizierte Yoga-Ausbilderin und arbeitet in ihrer Privatpraxis in Boulder, Colorado. Sie hat ihren Magister-Grad in somatischer Psychologie an der Naropa University und ihren Doktortitel in klinischer Psychologie an der Fielding Graduate University erhalten. Ihr stärkenbasierter psychotherapeutischer Ansatz nennt sich *Resilience Informed Therapy* und integriert einen geist-körper-orientierten Ansatz in die Bemühungen um Heilung. Sie ist eine der führenden Mitarbeiterinnen des Maiberger Institute und bietet Therapeutenausbildungen in EMDR und somatischer Psychologie an. Arielle Schwartz ist auf die Behandlung von PTBS, komplexer PTBS (C-PTBS), Trauer und Verlust, Resilienz in der Entwicklungszeit, therapeutisches Yoga und die Heilung chronischer Schmerzen und Krankheiten spezialisiert. Sie ist davon überzeugt, daß alle Menschen es verdient haben, durch die Vermittlung von Wissen gestärkt zu werden, und sie engagiert sich für die Verbreitung aktueller Informationen über psychische Gesundheit in Form von Vorträgen, in den sozialen Medien und in Blogs.

Über den Autor des Vorworts

Jim Knipe, Ph.D., arbeitet seit 1976 als lizensierter Psychologe in seiner Privatpraxis in Colorado und nutzt EMDR seit 1992. Er wurde 2007 zum Master Clinician der EMDRIA und hat wichtige Vorträge bei zahlreichen nationalen und internationalen Konferenzen gehalten. Er ist Autor des Bestsellers *EMDR Toolbox: Theory and Treatment for Complex PTSD and Dissociation.* Dr. Knipe ist bekannt für sein außerordentliches und immer mitfühlendes Verständnis der Heilung von C-PTBS.

Eine ausführliche Präsentation sämtlicher lieferbaren und geplanten Titel unseres Verlages finden Sie im Internet unter *www.gp-probst.de*

TITELLISTE – Auswahl

Band 02 – Emerson & Hopper: *Trauma-Yoga* (5. Aufl.)
Band 03 – Williams & Poijula: Das PTBS-Arbeitsbuch (3. Aufl.)
Band 12 – Putnam: *Handbuch Dissoziative Identitätsstörung* (2. Aufl.)
Band 13 – Scaer: *Das Trauma-Spektrum* (2. Aufl.)
Band 17 – Paulsen: *Trauma und Dissoziation mit neuen Augen sehen* (2. Aufl.)
Band 23 – van der Kolk: *Verkörperter Schrecken* (9. Aufl.)
Band 24 – Emerson: *Trauma-Yoga in der Therapie* (2. Aufl.)
Band 28 – Shapiro: *Ego-State-Interventionen – leicht gemacht* (3. Aufl.)
Band 29 – Porges: *Die Polyvagal-Theorie und die Suche nach Sicherheit* (5. Aufl.)
Band 32 – Steele, Boon & van der Hart: *Die Behandlung traumabasierter Dissoziation* (2. Aufl.)
Band 35 – Najavits: *Trauma, Sucht und die Suche nach Sicherheit* (2. Aufl.)
Band 36 – Dana: *Die Polyvagal-Theorie in der Therapie* (3. Aufl.)
Band 39 – Rahm & Meggyesy (Hrsg.): *Somatische Erfahrungen in der psychotherapeutischen und körpertherapeutischen Traumabehandlung*
Band 40 – Mischke-Reeds: *Somatische Psychotherapie – ein Werkzeugkasten* (2. Aufl.)
Band 41 – Bentzen: *Neuroaffektive Meditation* (2. Aufl.)
Band 42 – Schwartz & Maiberger: *EMDR-Therapie und Somatische Psychologie*
Band 43 – Dana: *Arbeiten mit der Polyvagal-Theorie* (2. Aufl.)
Band 44 – Dana: *Leben mit der Polyvagal-Theorie*
Band 45 – Delahooke: *Mehr als Verhalten*
Band 46 – Schwartz: *Vom Trauma genesen – ein Übungsbuch*
Band 48 – Porges: *Heilen mit der Polyvagal-Theorie* (2. Aufl.)
Band 49 – Kurtz: *HAKOMI – eine körperorientierte Psychotherapie*
Band 50 – Fisher: *Traumaspuren transformieren*
Band 51 – Dana: *Flipchart Polyvagal-Theorie* (2. Aufl.)
Band 53 – Schwartz: *Die Praxis der Behandlung komplexer PTBS*
Band 54 – Anderson: *Traumata überwinden mit der IFS-Therapie*
Band 55 – Sanders & Thompson: *Die Polyvagal-Theorie und die Entwicklung des Kindes*
Band 56 – Schwartz: *Therapeutisches Yoga und Polyvagal-Theorie*
Band 57 – Delahooke: *Brain-Body Parenting*
Band 58 – Truitt: *Die heilende Macht des Self-Havening*
Band 59 – Porges & Porges: *Sicherheit und Heilung finden*
Band 60 – Ackermann & Fiebig: *Über das Herz zur Polyvagal-Theorie*
Band 62 – Schwartz: *Traumabehandlung mit Yoga*